치과 개원의를 위한 의원성 신경손상

- 평가, 진단 및 치료 -

치과 개원의를 위한

의원성 신경손상

−평가, 진단 및 치료−

조 상 훈

대한나래출판사

머리말

Preface

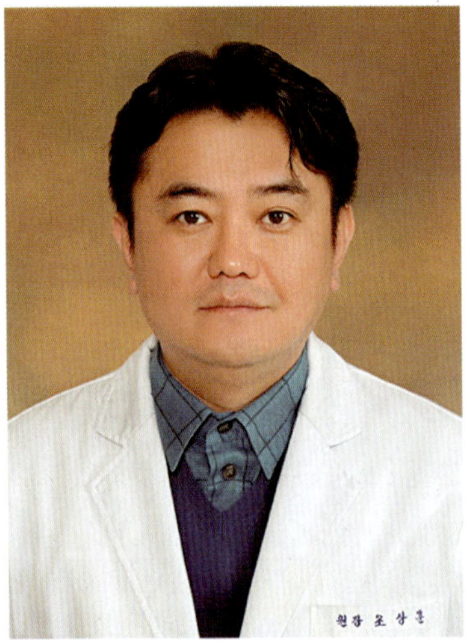

치과 임플란트가 보급됨에 따라 과거에 비해 보다 더 광범위하고 침습적인 외과적 시술이 치과 개원가에서 이루어지고 있습니다. 이러한 외과적 시술의 발달로 인하여 외과적 시술에 따른 술후 합병증의 하나인 의원성 신경손상의 발생률이 증가하고 있으며, 이러한 의원성 신경손상에 대한 환자들의 주의력 또한 늘어나고 있는 추세입니다. 게다가 과거에 비해 치과의사-환자 간 의료 분쟁이 증가하는 추세에서 이러한 의원성 신경손상은 의료분쟁의 많은 부분을 차지하고 있습니다.

외과적 시술에 의한 의원성 신경손상의 발생은 필연적입니다만, 신경손상 발생 직후 이에 대한 적절한 처치가 이루어지지 않아 가역적인 신경손상이 비가역적인 신경손상으로 진행하는 경우도 많다고 여겨집니다. 그리고, 치과의사들 사이에서도 신경손상에 대한 잘못된 이해나 치료 방법이 별다른 비판이나 검증 없이 널리 받아들여 지고 있는 경우도 많습니다. 이러한 이유는 학부 과정에서 신경손상에 대한 기본적인 이해나 처치에 관한 교육이 미흡한 면도 없지 않으며, 또한 신경손상에 대한 적절한 자문과 참고를 할 만한 자료가 부족한 것도 그 이유 중 하나로 생각됩니다.

개개의 환자에서 발생하는 신경손상의 예후는 예측할 수 없습니다. 그러나 신경에 대한 기본적인 이해 및 손상에 대한 신경조직의 반응 기전에 관한 지식이 갖추어진다면 신경손상의 발생을 최소화하기 위한 치과 개원의들의 주의력이 증가하고 신경손상 발생 시보다 적절한 대처를 통하여 영구적인 신경손상의 발생률을 낮출 수 있으리라 기대합니다.

비록 좁은 식견과 지식으로 이 책의 학문적 깊이가 부족할 수 있지만, 그래도 치과를 개원하신 많은 동료 의사 분들께 신경손상에 대한 이해와 처치를 참고할 만한 자료가 되었으면 하는 바램에서 이 책을 출판하게 되었습니다.

아직도 자식 걱정에 많은 것을 희생하고 계시는 사랑하는 부모님과, 부족한 점이 많아도 남편을 항상 신뢰하고 지지를 보내주는 아내, 그리고 늘 사랑하는 우리 아들, 딸에게 이 책을 바칩니다.

그리고 처음 뵌 순간부터 지금까지 그리고 앞으로도 저의 영원한 멘토가 되어주시는 존경하는 故 박준상 교수님을 기억하며 이 글을 마칩니다.

끝으로 부족한 점이 많은 원고지만 이 책이 출판되도록 도와주신 대한나래출판사 최용원 사장님께 깊은 감사를 드립니다.

2017년 10월 24일

조은턱치과 원장 **조 상 훈**

목차 Contents

Ⅰ 개요

구강안면 영역에서 발생하는 신경 손상의 원인은 골절과 같은 안면부의 외상, 당뇨와 같은 기질성 질환, 중추성 병변, 악골 부위의 전이성 암종 등 그 원인이 다양하나, 대부분의 신경 손상은 외과적 시술에 의한 의원성 원인에 의해 발생한다.

개원 치과 영역에서 이루어지는 외과적 시술과 관련된 신경 손상은 대부분 삼차신경 하악 분지의 하치조신경(Inferior alveolar nerve, IAN) 및 설신경(Lingual nerve, LN)에서 주로 발생하며, 하순, 턱, 하악 협측 치은 및 혀 부위의 감각의 변화(Altered sensation) 또는 통증을 일으킨다.

외과적 시술 후에 발생하는 신경 손상은 환자-의사 간의 신뢰를 무너뜨릴 뿐만 아니라, 환자의 삶의 질에도 영향을 미치며, 의료 분쟁과 관련된 소송이 증가하는 추세에서 개원가에 많은 근심을 일으킨다.

신경 손상과 관련된 환자의 삶의 질의 변화는 Renton T. 등(2012)의 보고를 통해 유추할 수 있다(그림 1). IAN Injury(IANI) 및 LN Injury(LNI) 환자의 대부분은 대화 및 식사 시 가장 큰 불편감을 느끼며, IANI 환자들은 특히 칫솔질, 음료 섭취 및 수면 중에 유의하게 더 큰 불편감을 겪음을 알 수 있다.

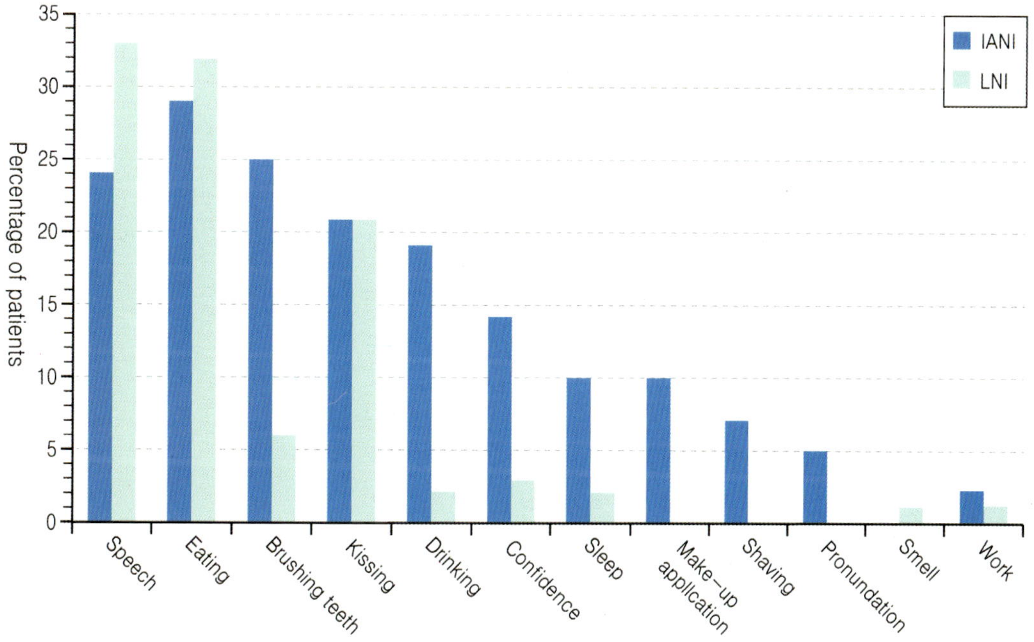

그림 1. Interference of symptoms with functionality of patients.

외과적 시술과 관련된 의원성 신경 손상을 의미하는 다양한 용어들이 많은 문헌에서 보고되고 있다.

Neuro-sensory disturbance or deficit(NSD), Paresthesia, Numb-chin syndrome, Mental nerve neuropathy, Dentoalveolar nerve injury 등 많은 기술학적 용어들이 혼란스럽게 사용되고 있으며, 삼차신경 손상 후 발생하는 신경 손상을 규정하는 통일된 기준의 부족으로 여러 연구 문헌을 통한 의원성 신경 손상의 발병률 및 치료 결과 평가에 관한 연구에 많은 어려움이 있다.

Benoliel R. 등(2008)은 이러한 의원성 신경 손상과 관련된 장애에 관하여 그 증상이 감각의 변화만 있는 경우를 'Traumatic trigeminal neuropathy(TTNP)'라 하고, 감각의 변화를 동반하거나 동반하지 않는 신경병성 통증이 존재하는 경우를 'Painful traumatic trigeminal neuropathy (PTTNP)'라 정의하고 이러한 용어들의 사용을 제안하였다.

IASP(International Association for Study of Pain) Taxonomy에 따르면, 'Neuropathy'는 'A disturbance of functional or pathological change in nerve'로 정의된다(www.iasp.org Taxonomy. Last updated May 22, 2012). 이러한 정의는 환자에게 나타난 신경 손상의 증상 또는 증상이 발현되는 해부학적 위치에 중점을 두어 기술하는 기타 용어에 비해 신경 자체에 중점을 두고, 환자에게 발현되는 증상들 중 통증 유무를 구분할 수 있어 보다 특이적인 용어라 볼 수 있다. 따라서 개인적으로는 Benoliel 등이 제안한 이러한 정의가 가장 합리적으로 타당하다고 생각되며, 구강안면 영역의 신경 손상에 대해 관심 있는 분들에게 이러한 용어의 사용을 추천하고자 한다.

치과 개원가에서 이루어지는 시술들 중 삼차신경의 의원성 손상과 가장 관련 있는 시술들은 하악 전달마취, 하악 제3대구치 발치, 임플란트 식립, 근관치료, 낭종제거술 등을 들 수 있다.

이러한 시술들 중 의원성 신경 손상 발생 빈도가 높은 하악 제3대구치 발치, 임플란트 식립, 하악 전달마취와 관련된 신경 손상에 대한 역학, 각각의 술식들과 관련된 위험 요소 평가 및 예방, 신경 손상에 대한 치료에 대해 앞으로 기술하고자 한다. 또한 신경 손상에 대한 정확한 이해를 위해 임상의에게 필요한 신경의 미시해부학, 신경 손상과 관련된 조직 반응 및 신경 손상의 분류, 신경 손상과 관련된 기술적 용어 등도 아울러 기술하고자 한다.

Ⅱ 역학

문헌을 통한 치과 시술과 관련된 신경 손상의 발병률에 관한 연구는 표본 수, 평가 방법, 신경 손상에 대한 분류 방법에 따라 매우 다양한 결과를 보이며, 이러한 제약으로 인해 연구마다 신경 손상의 발병률은 매우 다양하게 나타난다(Leug YY et al., 2012).

1. 하악 제3대구치 발치

Bataineh AB(2001)는 하악 제3대구치 발치 직후 발생한 신경 손상에 관한 30개 이상의 연구를 분석한 결과, 설신경 손상은 0~23%, 하치조신경 손상은 0.4~8.4%로 보고하였다. 이러한 연구들에서, 설신경 손상 및 하치조신경 손상은 일시적으로 대부분 수일, 수주 또는 수개월 이내에 회복되는 것으로 보였다. 그러나 현재까지 영구적인 신경 손상에 대한 명확한 기준이 존재하지 않으므로, 이러한 영구적인 신경 손상 발병률을 평가하기에는 많은 어려움이 있다.

기타 하악 제3대구치 발치와 관련된 신경 손상의 유병률에 관한 연구들은 아래의 표 1과 같다(P. A. Moore et al. 2010).

표 1. Paresthesia associated with third molar extractions

Investigators	Total Number of Patients	Initial Paresthesia Number(Rate%)	Persistent Paresthesia Number(Rate%)
Queral-Godoy et al.	3,513	23(0.65)	1(0.02)
Genu and Vasconcleos[70]	50 teeth(25patients)	4(8.0)	0(0)
Valmaseda-Catellion et al[16]	946	15(1.5)	4(0.4)
Bataineh[15]	741	48(6.4)	0(0)
Alling[6]	367,170	1,731(0.47)	81(0.02)
Jerjes et al[18]	3,236	48(1.5)	20(0.6)

한편, 2009년 대한치과의사협회 고충처리위원회 위원장 한성희 선생님이 치과의사를 대상으로 인터넷을 이용한 설문조사 연구를 보면, 응답에 참여한 2,298명의 치과의사들 중 최근 1년간 하악 제3대구치 발치 후 하치조신경 또는 설신경 부위의 감각 이상을 호소한 환자를 경험한 치과의사 비율이 16.7%였으며, 이들 중 하치조신경과 관련된 감각 이상을 경험한 치과의사 비율은 약 11%, 설신경과 관련된 감각 이상을 경험한 치과의사의 비율은 5.7%로 나타났다.

이러한 국내 연구를 참고하면 하악 제3대구치와 관련된 신경 손상을 경험한 치과의사 비율이 비교적 높음을 확인할 수 있다.

2. 임플란트 식립

임플란트 식립과 관련된 신경 손상의 발병률 또한 연구마다 매우 다양하게 나타난다.

임플란트 식립과 관련된 신경 손상의 발병률은 일반적으로 0~13%로 보고되며(Burstein J et al. 2008), 무려 44%의 발병률을 보고한 Kiyak H 등(1990)의 연구도 존재한다.

기타 임플란트 식립과 관련된 신경 손상 유병률에 관한 연구들은 아래의 표 2와 같다.

표 2. Paresthesias associated with mandibular dental implants

Investigators	Total Number of Patients	Initial Paresthesia Number(Rate%)	Persistent Paresthesia Number(Rate%)
Bartling et al[71]	94	8(8.5)	0(0)
van Steenberghe et al[72]	93	16(17.6)	6(6.5)
Astrand et al[73]	23	9(39)	4(19)
Ellies[74]	212	78(37)	27(13)
Ellies and Hawker[20]	87	31(36)	11(13)

3. 하악 전달마취

하악 전달마취와 관련된 일시적인 하치조신경 및 설신경 손상의 발병률은 0.15~0.54%로 보고되며, 영구 손상의 발병률은 0.0001~0.01%로 매우 낮게 보고되고 있다. 이러한 연구들에 대한 개요는 아래의 표 3과 같다(Hillerup S et al. 2006).

표 3. Reports on nerve injury by IAN block

Author	Temporary injury	Permanent injury	Study design, comment
Krafft & Hickel[12]	<6 months, 0.15%	>12 months, 0.08%	Prospective study, N=12.104pts, interview
Haas & Lennon[6]	?	0.00013%	Prospective study, N>1.1×10[6]pts, 'reported cases'
Harn & Durham[7]	0.54%	>12 months, 0.01%	Questionnaire study, N=2.735pts, conservative dentistry and oral surgery pts.

일반적으로 하악 전달마취와 관련된 신경 손상은 다른 술식들과 비교해 볼 때 영구적인 신경 손상 비율은 매우 적고, 하치조신경보다 설신경이 손상되는 빈도가 더 높음을 확인할 수 있다.

4. 요약

위에서 기술한 3가지 술식 중 임플란트 식립은 다른 술식과 달리 영구적 신경 손상의 비율이 매우 높다는 것은 특기할 만한 사항이다. Libersa 등(2007)은 임플란트 식립과 연관된 신경 손상 중 영구적 신경 손상 비율은 75%에 이른다고 보고하였다(그림 2).

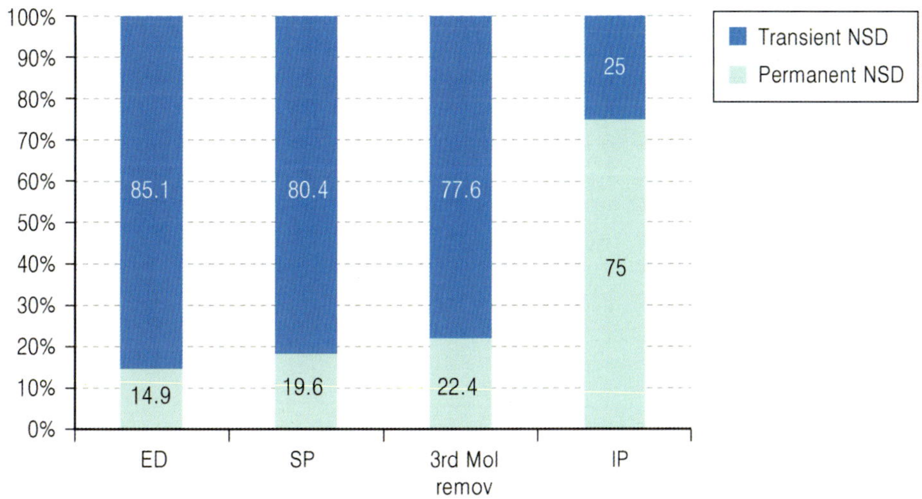

그림 2. Distribution(%) of the transient and pemanent neurosensory disturbances related to various procedure. ED, endodontic procedure; IP, imlpant placement; SP, surgical procedure other than M3 removel.

Ⅲ 말초신경 미시해부학

손상 후 발생하는 신경의 반응을 이해하기 위해서 말초신경에 대한 미시해부학의 지식은 매우 유용하다. 삼차신경에 분포하는 신경세포(Neuron)는 해부학적 분류상 말초와 중추 두 방향으로 뻗어 있는 축삭돌기(Axon)를 가진 Pseudo-bipolar neuron에 속한다(그림 3).

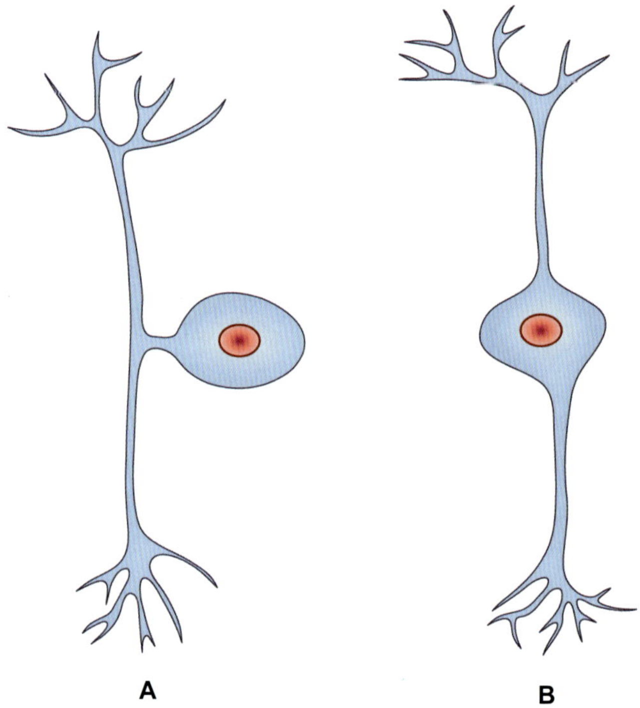

그림 3. Structure of neuron. **A,** Pseudo-bipolar. **B,** Bipolar.

일반적으로 신경섬유(Nerve fiber)라 불리는 구조물은 이러한 신경세포의 축삭돌기를 의미하며. 삼차신경 신경세포의 세포체들은 군집을 이루어 삼차신경절(Trigeminal ganglion)을 형성한다. 말초신경을 지지하는 신경교세포(Glial cell)의 하나인 Schwann cell은 이러한 신경섬유를 둘러싸며, Schwann cell이 형성하는 수초(Myelin sheath)의 유무에 따라 유수신경섬유(Myelinated nerve fiber)와 무수신경섬유(Unmyelinated nerve fiber)로 구분된다(그림 4).

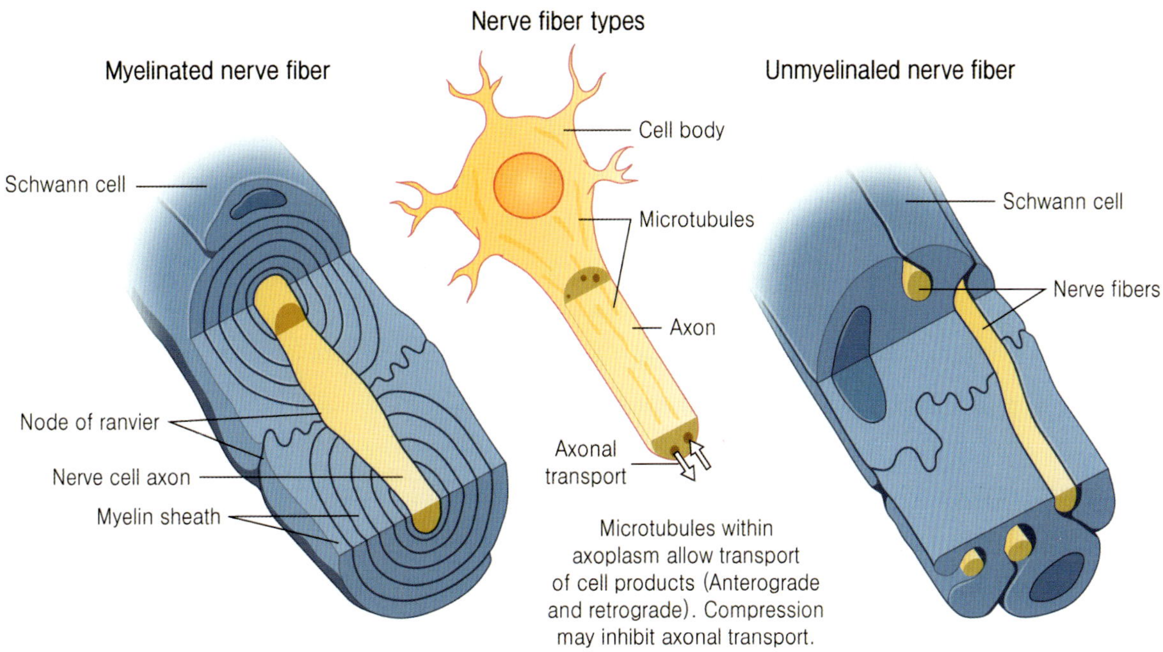

그림 4. Shwann cell. Myelinated and unmyelinated nerve fiber.

이러한 신경섬유는 Loose gelatinous collagen matrix로 구성된 신경내막(Endoneurium)으로 둘러싸여 있으며, 여러 개의 신경섬유 다발이 군집을 이루어 하나의 신경속(Fascicle)을 형성한다. 신경속은 Diffusion barrier 역할을 하는 교원섬유들로 구성된 신경속막(Perineurium)으로 둘러싸여 있으며, 이러한 신경속들이 모여 Poly-fascicular nerve trunk를 형성한다.

신경주가지는 교원섬유 및 탄성섬유로 구성된 신경외막(Epineurium)으로 둘러싸여 있으며, 소성지방조직(Loose areolar tissue)으로 구성된 신경중간막(Mesoneurium)을 통해 주변 조직에 놓이게 된다.

신경외막은 신경주가지에 어느 정도의 압축력(Compression)을 견딜 수 있는 저항성을 부여한다.

신경주가지 내의 신경속의 수는 개체마다 다르며, 동일한 개체 내에서도 신경의 주행 경로마다 다르다. 일반적으로 하악 제3대구치 부위의 설신경은 15~18개의 신경속을 포함하며, 하악각 부위의 설신경은 18~21개의 신경속을 포함하는 것으로 알려져 있다(그림 5).

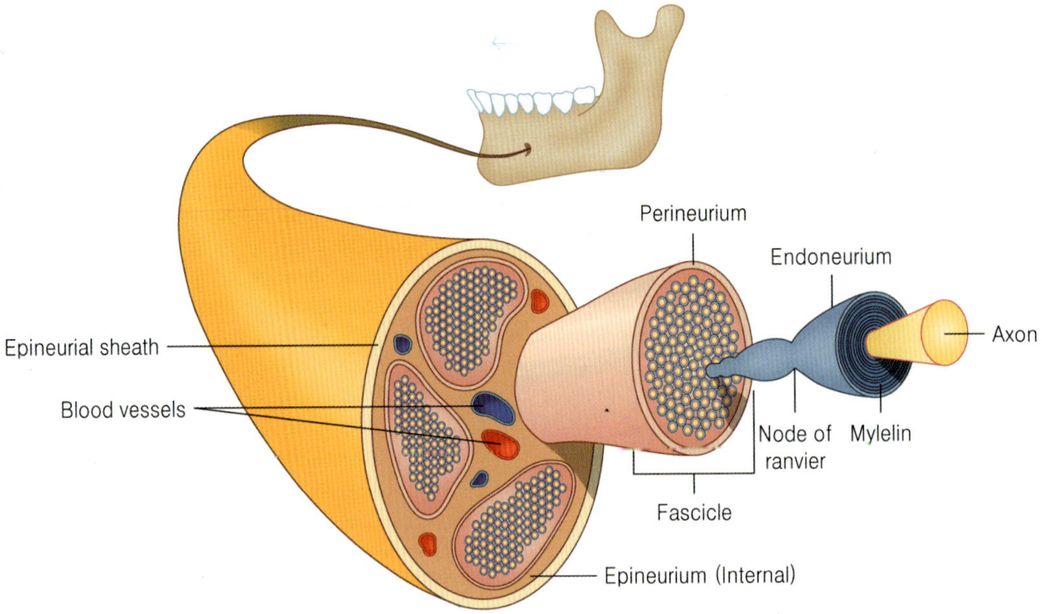

그림 5. Cross-sectional view of peripheral trigeminal nerve.

각 신경세포의 축삭들은 신호 전달 및 신경세포 내 물질 이동(Axonal transport)을 위한 지속적인 에너지 공급을 필요로 한다.

이러한 에너지 공급은 외인성 및 내재성 혈관계(Extrinsic and intrinsic vascular system)를 통하여 이루어진다. 외인성 혈관들은 신경중간막 내로 주행한 후 Vasa Nervorum(VN)을 경유하여 신경외막과 연결된다.

이러한 외인성 혈관들은 신경외막에서 혈관총(Plexus)을 형성한 후 신경섬유를 따라 평행하게 주행한다(그림 6).

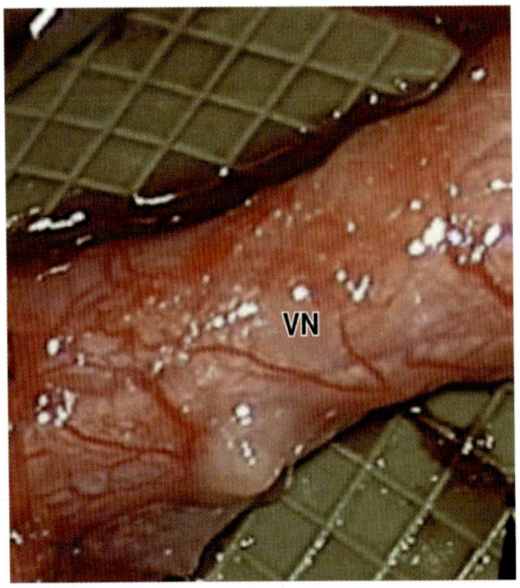

그림 6. Vasa nervorum.

이러한 혈관총은 각각의 신경속을 둘러싸고 있는 내인성 혈관계와 문합하기 위해 신경내막 내를 비스듬히(Oblique angle) 주행한 후 신경속막으로 들어간다. 이러한 혈관총의 비스듬한 주행(Oblique passage)은 외과적 시술 중에 발생하는 견인력, 신경 주위 조직의 병변에 의한 압박, 하치조신경과 같이 골성관을 주행하는 신경의 부종에 의한 압박, 신경관 내부로 식립된 임플란트 등에 의해 쉽게 폐쇄되어 신경의 허혈성 손상을 일으키는 요소로 작용할 수 있다(그림 7).

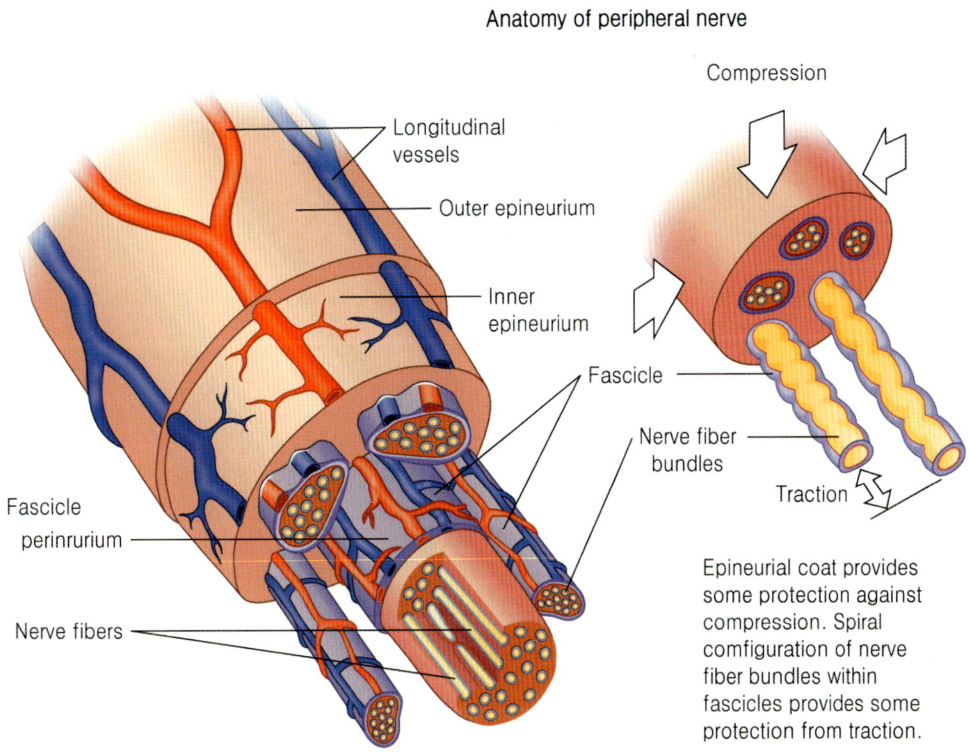

그림 7. Blood supply of nerve.

신경의 미시해부학에서 가장 흥미로운 구조물은 '신경에 분포하는 신경(Nerve of nerves)'으로 알려진 Nervi Nervorum(NN)이다.

Nervi Nervorum은 신경초(nerve sheath)에 분포하는 내재성 신경계(Intrinsic innervation)를 의미한다. 1888년 영국왕립대학 외과학 과장인 John Marshall에 의해 'Lancet'에 NN의 존재가 처음으로 알려졌으나 그 후 별다른 주목을 받지 못하였다. 그러나 1984년 Asbury and Fields(1984)에 의해 Nerve trunk pain의 병태생리학(Pathophysiology)에 대한 NN의 역할이 소개되면서 현재는 신경병성 통증 기전에서 중요한 역할을 담당하는 구조물로 평가 받고 있다.

NN의 대부분은 자유신경종말(Free nerve ending)을 가지는 무수신경섬유(Umyelinated nerve fiber)로 구성되어 있으며(일부는 Finely myelinated nerve fiber), 신경주가지 또는 신경 주변의 혈관총에서 기시하여 신경주가지 전층에 산발적인 신경총(Sporadic nerve plexus)을 형성하며 분포한다.

이러한 NN은 신경주가지를 위한 유해수용기(Nociceptor)로 작용하며, Substance P(SP), Calcitonin gene-related peptide(CGRP)와 같은 Neuropeptide를 함유하는 Peptidenergic neuron의 하나로, Neurogenic inflammation(vasodilation)에 중요한 역할을 담당하는 것으로 알려져 있다(Appenzeller 1984, Bove 1995, Dhital 1988).

특히 해부학적으로 신경주가지의 최 외층인 신경외막에 분포하는 NN들은 신경주가지에 발생하는 과도한 신장(Stretch), 국소적 압력(Focal pressure), 주변 조직의 염증산물, 반흔조직 등에 의해 일차적 또는 직접적으로 영향을 받는다. 따라서 신경주가지의 가시적인 손상(Gross damage)이 확인되지 않는다 하더라도 신경병성 통증을 일으킬 수 있다는 점에서 중요한 역할을 담당한다. 즉, 말초신경의 해부학적 연속성을 파괴하지 않는 미시적인 손상이라 할지라도 NN에 의한 신경병성 통증이 발생할 수 있다는 점은 반드시 기억해야 한다.

Ⅳ 신경 손상의 분류

외상에 의한 신경 손상의 분류에 가장 많이 인용되는 분류법으로, 1943년에 발표된 Seddon의 3단계 분류법(Seddon's 3 stage classification)과 이를 수정/발전시킨 1951년에 발표된 Sunderland의 5단계 분류(Sunderland's 5 subclassification)가 있다(표 4, 그림 8).

표 4. Seddon & Sunderland classification

Seddon	Process	Sunderland
Neurapraxia	Segmental demyelination	First degree
Axonotmesis	Axon severed but endoneurium intact(optimal circumstances for regeneration)	Second degree
Axonotmesis	Axon discontinuity, endoneurial tube discontinuity, perineurium and fascicular arrangement preserve	Third degree
Axonotmesis	Loss of continuity of axons, endoneurial tubes, perineurium and fasciculi, epineurium intact(neuroma in continuity)	Fourth degree
Neurotmesis	Loss of continuity of entire nerve trunk	Fifth degree

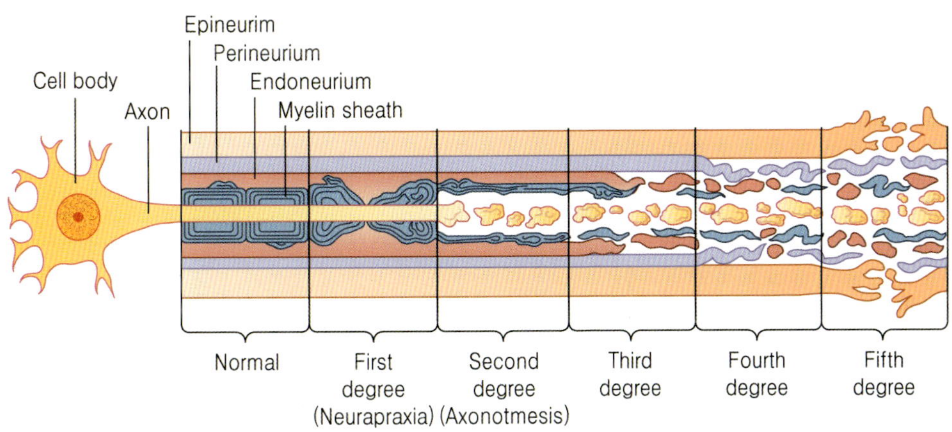

그림 8. Sunderland classification.

이들의 신경 손상 분류법은 신경의 조직학 및 해부학적 연속성에 기초를 둔 것으로, 신경 손상에 대한 학문적인 명확한 기준을 제시한다. 그러나 실제 임상에서, 의원성 신경 손상이 발생한 환자에서 위와 같은 현미경적 관찰이 불가능하기 때문에 위의 두 분류법은 임상에서 환자의 현재 상태를 정확하게 평가하기 어렵다는 단점이 있다.

또한 말초신경 손상 후 발생하는 증상(특히 신경병성 통증)들은 위에서 이미 언급한 NN의 뿐만 아니라, 신경계의 복잡한 생리적, 생화학적, 분자생물학적 변화와 말초에서 중추로 유입되는 신호 전달, 처리, 판단에 관여하는 중추성 기전도 중요한 역할을 담당하기 때문에, 단순한 해부학적 손상만으로 환자에서 나타나는 증상을 완전히 설명할 수 없다.

위의 두 분류법과 달리 환자가 호소하는 임상 증상을 바탕으로 한 신경 손상 분류법이 존재한다. LaBlanc(1992)은 환자의 증상을 기준으로 Anesthesia, Paresthesia, Dysesthesia 3가지로 신경 손상을 분류하였다(표 5). LaBlanc의 분류법은 Seddon 및 Sunderland 분류법에 비해 임상적 관점을 반영하였으나, 신경 손상의 원인을 설명하지 못하는 단점이 있다. 또한 환자의 임상 증상을 묘사하는 기술적 용어가 IASP에서 제시하는 Pain term의 정의와 많은 차이를 보이며, 상위 3분류 중 Dysesthesia와 이의 하위 분류 Allodynia 간의 상하 포함 관계가 부정확하여 용어의 정확한 사용에 혼란을 초래하는 단점이 있다.

표 5. LaBlance classification

Anesthesia		Complete absence of any stimulus detection or perception
Paresthesia	Hypoesthesia	Appropriate, but abnormal stimulus detection or perception
	Hyperesthesia	Decreased sensation
	Hypoalgesia	Increased sensation
	Hyperalgesia	Decreased appropriate pain sensation
	Hyperalgesia	Increased appropriate pain sensation
Dysesthesia	Allodynia	Inappropriately abnormal stimulus detection or perception

IASP에서 제시하는 Pain term의 정확한 정의는 차후 기술하고자 한다.

V 손상에 대한 신경의 반응

손상에 대한 신경세포의 반응은 손상 주변 세포의 분화(Cell division)나 증식(Mitoses)이 아닌 손상된 세포 자체의 회복 과정(Cellular repair)에 의해 일어난다는 점에서 다른 신체 조직의 손상에 대한 반응과 다른 독특한 특징을 가진다.

신경세포 주변 결합조직의 회복은 다른 신체의 치유 과정과 마찬가지로 섬유세포(Fibroblast) 또는 Schwann cell의 증식을 통해 이루어진다.

손상에 대한 신경의 치유 과정은 크게 축삭의 퇴행성 변화(Axonal degeneration), 염증성 반응 및 왈러 변성(Inflammatory response in Wallerian degeneration), 축삭 및 Schwann cell 재생(Schwann cells and axonal regeneration) 크게 세 과정으로 이루어진다(그림 9).

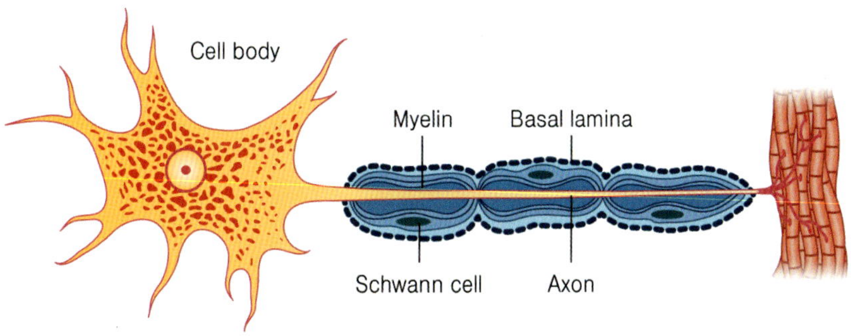

그림 9. Normal myelinated axon structures.

1. 축삭의 퇴행성 변화(Axonal degeneration)

축삭 손상에 대한 신경세포체의 반응은 예측 가능한 양상을 가진다. 손상 후 6시간 이내에 신경세포핵은 주변부로 이동하고, Nissle granule(Rough endoplasmic reticulum)은 분해되고, 산재된다(Chromatolysis).

이와 동시에 신경세포 주변의 신경교세포(Perineural glia cell)의 증식이 시작된다.

손상의 근심부에서는 Axonal sealing이 일어나고, 원심부에서는 축삭 및 수초(Myelin)의 분해가 시작된다(Wallerian degeneration). 손상 후 24시간 이내에 손상의 근심부에서 여러 개의 Axonal sprout이 발생한다(그림 10).

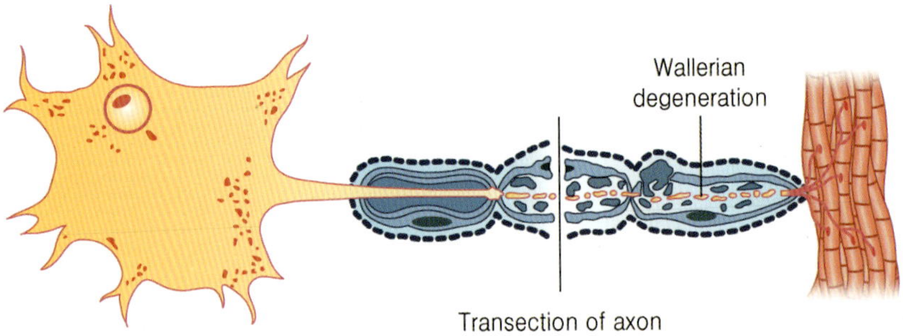

그림 10. Axonal degeneration.

2. 염증성 반응 및 왈러 변성(Inflammatory response in Wallerian degeneration)

손상 후 2일 이내에 대식세포(Macrophage), T cell, 중성구(Neutrophil)와 같은 면역세포들의 이주가 일어난다. 이들 면역세포들의 작용으로 손상 원심부의 분해된 축삭 및 수초의 잔해들이 제거된다(그림 11).

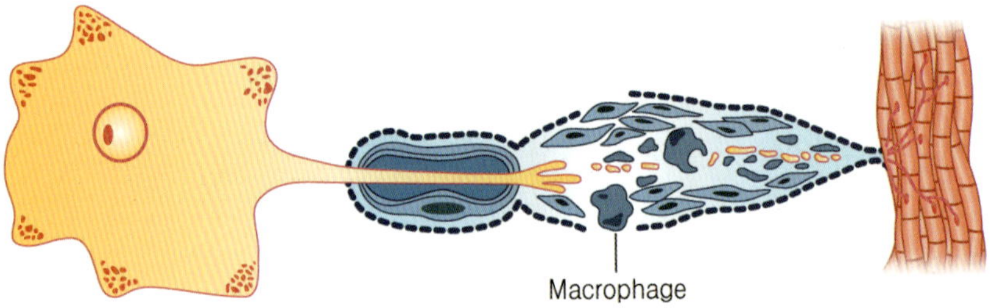

그림 11. Inflammatory response.

3. 축삭 및 Schwann cell 재생(Schwann cells and axonal regeneration)

손상 3~4일 후 손상의 원심부 전역 및 근심부 말단에서 Schwann cell의 증식이 시작된다. 증식된 Schwann cell들은 Axonal sprout이 계속 자라 들어올 수 있도록 관(Schwann tube) 모양을 형성하면서 계속 증식한다(그림 12).

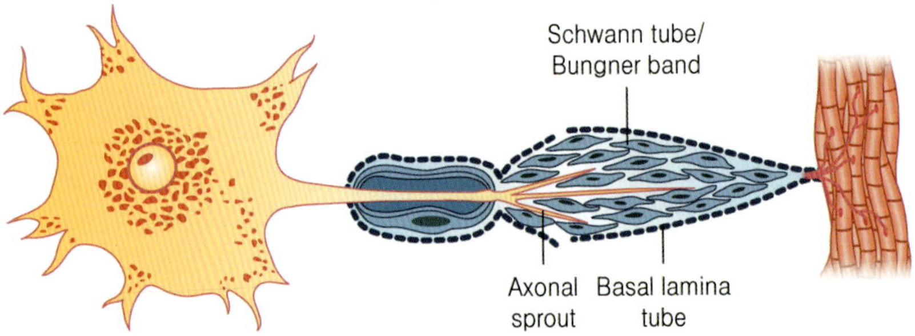

그림 12. Axonal regeneration.

Axonal sprout이 목표 조직에 성공적으로 연결되면 Daughter Schwann cell들에 의해 수초가 형성되어 손상에 대한 치유 과정은 종료된다(그림 13).

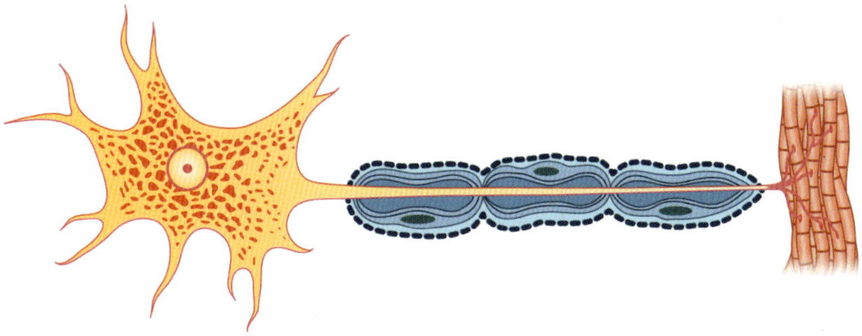

그림 13. Complete regeneration.

위와 같은 정상적인 신경 손상의 치유를 위해서는 Schwann cell들을 주변 조직과 분리하여 주는 기저판(Basal lamina)의 존재가 중요하다. 만약 신경의 축삭이 완전히 절단되거나 손상 원심부의 변위가 일어난다면 정상적인 Axonal sprouting은 일어나지 못하게 되어 결국 손상 근심부에서 Schwann cell, 대식세포, 섬유모세포, 모세혈관 등이 조악하게 혼재된 신경종(Neuroma)이 형성된다.

Ⅵ 치과 진료실에서 발생하는 의원성 신경 손상

1. 하악 전달마취(Mandibular block anesthesia)와 관련된 의원성 신경 손상

성공적인 외과적 시술을 위해서 국소마취는 필수적이다.

국소마취에 의한 신경 손상 발병률은 다른 외과적 시술에 비해 적은 편이나, 발치 및 임플란트 식립과 같은 외과적 시술뿐만 아니라, 근관치료 등 시술 중 환자의 불편감 감소를 위하여 일반적인 치료 과정에서 많이 사용되는 만큼 비례적으로 신경 손상이 발생할 가능성이 높아진다.

국소마취의 여러 방법 중 신경의 주가지 부위에 대한 마취를 통해 이러한 신경이 분포하는 해당 영역의 마취 효과를 기대할 수 있는 전달마취(Block anesthesia) 방법이 신경 손상과 관련이 높다.

특히 하악 전달마취 과정에서 하치조신경 및 설신경 손상이 발생할 수 있다.

하악 제3대구치의 발치 및 임플란트 식립에 의한 신경 손상과 달리, 하악 전달마취와 관련된 신경 손상은 하치조신경 손상보다 설신경 손상 발병률이 유의하게 높게 나타나는 특징이 있다.

Porgel 등(2000)은 하악 전달마취에 의한 신경 손상 중 LNI가 80%를 차지한다고 보고하였다(Porgel et al. 2000).

또한 설신경 손상은 하치조신경 손상에 비해 환자에게 더 큰 불편감 및 기능장애를 일으킨다(Hillerup et al. 2006).

하악 전달마취에 의한 신경 손상 기전으로는 주사바늘에 의한 직접적인 신경 손상(Direct needle trauma), 신경 주변 조직의 염증 반응, 출혈, 혈종에 의한 압박, 국소마취제의 신경독성 등이 있다.

1) 주사바늘에 의한 직접적인 신경 손상

통상적으로 시행하는 하악 전달마취 과정에서 주사바늘을 하악지(Ramus) 내면의 골막과 접촉 시킨 후 약간 후퇴시켜 흡입을 시행한 후 국소마취제를 자입한다. 이러한 전달마취 과정 중 골막에 대한 접촉 시 주사바늘의 첨단이 구부러져 'Barbed tip'이 형성된다(Porgel et al. 2000).

Stacy 등은(1994) 하악 전달마취 중 Barbed tip이 약 78% 정도 발생한다고 보고하였다.

특히 Barbed tip의 2/3 이상은 구부러진 바늘첨이 바깥으로 향하는 'Outward facing barb'

양상을 띠며, 전달마취 후 주사바늘을 제거하는 과정에서 이러한 구부러진 바늘첨은 신경에 큰 물리적 손상을 입힐 수 있다(그림 14).

물리적인 신경 손상은 신경조직 내 염증 반응에 의한 화학적 자극, 신경조직 내 출혈 및 혈종 그리고 부종에 의한 신경 혈관계의 폐쇄, 반흔 조직의 형성 등을 일으켜 신경 손상을 일으킨다.

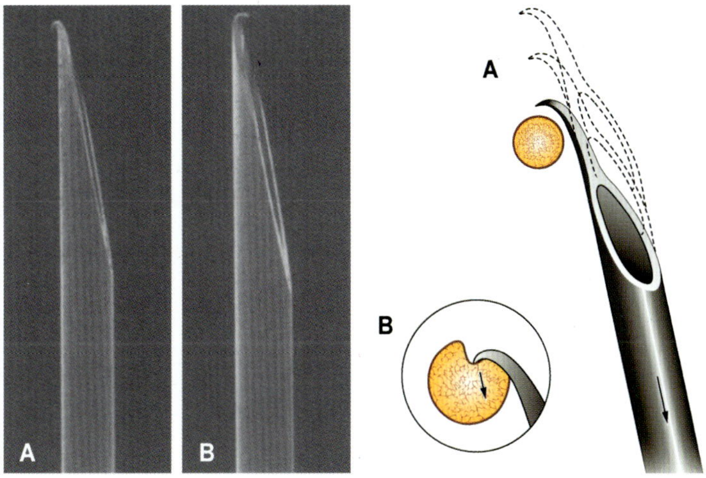

그림 14. Barbed tip of needle.

총 44개의 사체에서, 통상적인 하악 전달마취 방법으로 주사를 자입한 후 주사바늘을 고정시킨 상태에서 해당 부위에 대한 해부를 시행하여 주사바늘과 설신경 및 Lingual 간의 거리, 설신경 및 하치조신경 너비를 측정한 Morris 등의 연구(2010)를 보면 주사바늘과 설신경 간의 거리는 0.73 ± 0.70mm(0.00~3.00mm)로 나타났다. 총 44회의 하악 전달마취 모의 과정에서, 설신경을 직접 관통한 경우가 2회(4.5%), 설신경과 0.1mm 내로 근접하여 통과한 경우가 7회(16%)로 나타났다(그림 15). 또한 이들의 연구에서 Lingula 부근의 설신경의 평균 직경은 3.42 ± 0.38mm(1.95~4.15mm)로, 하치조신경의 평균 직경은 2.53 ± 0.29mm(1.95~3.25mm)로 나타났다.

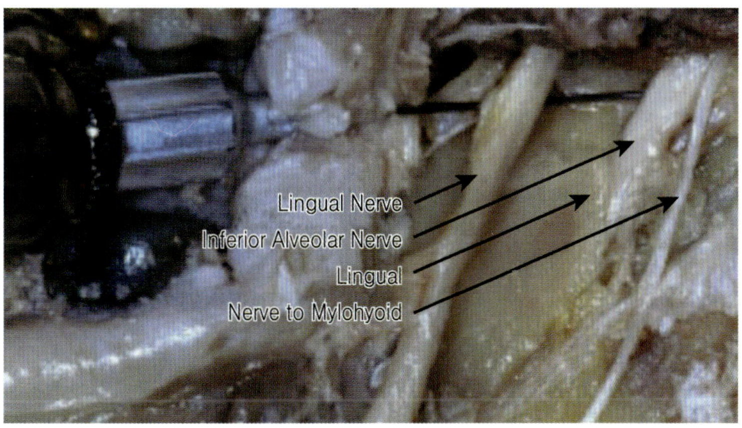

그림 15. Relationship between needle and LN, IAN.

하악 전달마취 중 주사바늘이 자입되는 지점에서의 설신경 직경이 하치조신경 직경보다 크다는 점, 해부학적 위치상 주사바늘이 진행하는 위치에 놓여 있다는 점은 하악 전달마취 과정에서 설신경 손상이 하치조신경 손상보다 높은 발병률을 가지는 이유를 제시한다.

하악 전달마취에 의해 설신경 손상이 하치조신경 손상보다 상대적으로 높은 발병률을 가지는 이유를 설명하는 또 다른 의견이 있다.

Porgel 등(2003)은 12명의 사체에서 하악지 내면의 Lingula 부근의 설신경 및 하치조신경, 반대측 하악 제3대구치 부근 설신경에서 조직 표본을 채취하여 신경의 신경속 양상을 현미경으로 관찰하였다. Ligula 부근에서 채취된 설신경의 평균 신경속의 개수는 3개(1~8개), 하치조신경의 평균 신경속의 개수는 7.2개(3~14개), 반대측 하악 제3대구치 부근에서 채취한 설신경의 평균 신경속의 개수는 20개(6~39개)로 나타났다.

특히 Lingula 부근에서 채취된 설신경 표본 중 4개(33%)는 신경주가지 내 신경속의 개수가 하나인 단일신경속(Unifascicular pattern)을 보였으며, 하치조신경 또는 반대측 설신경 표본 모두는 다발신경속(Multifascicular pattern)을 보였다. 이러한 신경속 양상의 차이는 손상에 대한 회복능의 차이를 일으키므로 하악 전달마취 시 설신경이 손상에 대해 예민하며, 영구 손상의 비율도 높다고 주장하였다.

전달마취 과정에서 발생하는 주사바늘에 의한 신경의 직접적인 손상(Direct needle trauma)과 환자가 호소하는 'Electric shock'과의 관련성이 제시되었다.

Malamed(1980)는 그의 저서에서 하악 전달마취 과정 중의 신경 손상을 최소화하기 위해 Electric shock 발생 시 주사바늘을 재위치 시켜야 한다고 제안하였다.

Harn 등(1990)은 총 2,289명의 환자를 대상으로 총 9,587회의 하악 전달마취와 관련된 설신경 손상에 관한 연구에서, 혀 부위에서 발생한 Electric shock을 주사바늘에 의한 설신경 침범을 의미하는 'Lingual trauma'로 간주하여 설신경 손상의 전제 조건으로 평가하였다.

총 9,587회의 하악 전달마취 중 'Electric shock'의 발생 빈도는 3.62%이며, 이들 중 20%에서 설신경 손상이 나타났다고 보고하였다. 그러나 Krafft 등(1994) 총 12,104명의 환자를 대상으로 한 하악 전달마취와 설신경 손상과의 관련성에 관한 연구에서, 하악 전달마취 시 'Electric shock'의 발생률은 7.07%(856명), 전달마취 후 설신경 손상의 비율은 0.15%(18명)로 나타났으나, 설신경 손상 증상을 호소하는 환자 18명 중 그 누구도 하악 전달마취 과정 중 'Electric shock'을 호소하지 않은 것으로 나타났다.

또한 Hillerup 등(2005)의 연구에서, 하악 전달마취 후 설신경 및 하치조신경 손상을 호소하는 환자 56명 중, 'Electric shock'을 경험한 환자는 17명(32%), 'Electric shock'을 경험하지 못한 환자는 13명(24%), 'Electric shock' 여부를 알 수 없었던 환자는 22명(44%)으로, 전달마취 시 발생하는 'Electric shock'과 신경 손상 간에는 통계적으로 유의한 관련성이 없음을 주장하였다.

Kalichman 등(1993) 및 Pogrel 등(2000)도 이와 유사한 결과를 보고하였다.

따라서 하악 전달마취 중에 발생하는 'Electric shock'은 마취 후 발생하는 신경 손상과 크게 관련성은 없는 것으로 여겨진다.

2) 신경 주변 조직의 염증 반응 및 출혈, 혈종(Hematoma) 형성에 의한 압박(Compression)

마취 과정에서 발생하는 신경 주변 조직의 외상은 출혈을 야기한다. 이러한 조직 손상은 필연적으로 염증 반응을 일으키며, 이러한 염증 반응과 관련된 많은 염증성 매개체들은 신경을 화학적으로 직접 자극할 수 있다.

신경조직의 유해수용기로 작용하는 Nerve nervorum의 존재는 신경 실질의 손상과 관련 없는 신경 주변 조직 손상에 의한 염증 산물에 일차적으로 반응하여 신경병성 통증을 유발할 수 있다(Bove et al. 1997).

또한 출혈에 의해 형성된 신경 주변 조직의 혈종은 신경을 기계적으로 압박(Compression)하며, 이로 인한 신경 섬유의 외인성 및 내재성 영양 혈관의 폐쇄를 야기하며, Epineurium에 반응성 섬유화 또는 반흔 형성을 일으킬 수 있다(Pogrel et al. 1993 & 2000, Nickel et al. 1990, Grafen et al. 2009).

실험적으로, 최소 2시간 정도 지속되는 낮은 정도의 압력에도 신경조직은 부종(Edema) 및 축삭의 탈수초(Axonal demyelination)를 일으킨다(Weisl et al. 1964, Powell et al. 1986).

신경에 대한 ~4KPa의 낮은 압력은 축삭내 운송계(Axonal transport)를 억제시키는 데 충분하며, 이 정도의 압력은 Carpal tunnel syndrome의 환자에서 발생하는 Carpal tunnel에 의해 발생하는 압력과 유사한 수치이다(Gelberman et al. 1981).

특히 안면신경(Facial nerve) 또는 하치조신경(IAN)과 같이 골성관(Bony canal)을 주행하는 신경은 미세한 손상에 의한 신경 부종에 의해 골성관 내에서 압박(Compression)이 더욱 드라마틱하게 나타날 수 있다.

이러한 압박으로 인한 신경조직의 외인성 및 내재성 혈관계의 폐쇄는 신경의 허혈성 손상을 일으켜 비가역적인 손상으로 진행될 수 있다(그림 16).

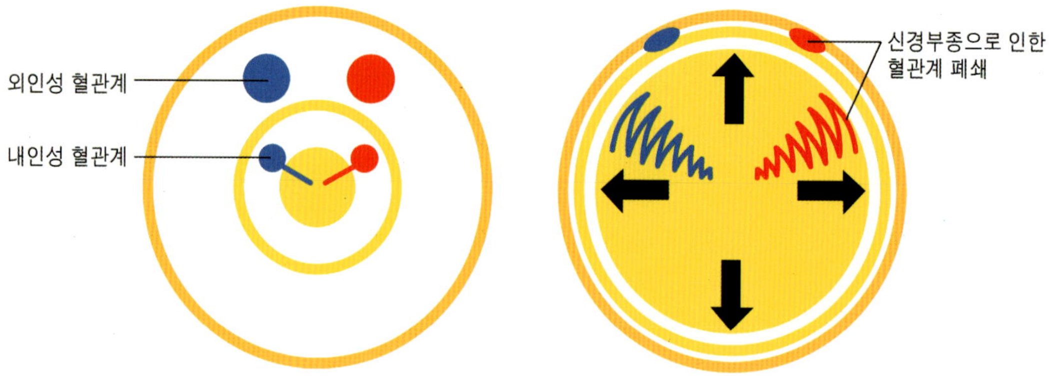

그림 16. Schematic presentation of nerve edema and relative compression in bony canal.

신경 주변에 형성된 반흔 조직은 운동에 의해 발생하는 신경의 생리적 범위 내의 신장(Stretch)을 제한하며, 만성적인 마찰을 일으켜 신경병성 통증을 일으킬 수 있다(Triano JJ et al 1982, Sunderland S 1991).

따라서 외과적 시술과 관련된 신경 손상 발생 시 특히 골성관을 주행하는 신경의 경우, 신경 조직의 염증 반응 및 신경 부종에 의한 신경 압박(Nerve compression)을 최소화하여 단순한 신경 손상이 비가역적인 신경 손상으로 진행되지 않도록 적절한 용량의 스테로이드를 최대한 빨리 사용하는 것이 매우 중요하다.

3) 국소마취제의 신경독성(Neurotoxicity of local anesthetics)

치과 임상에서 사용되는 모든 국소마취제는 생물학적 독성을 가진다. 이러한 생물학적 독성에는 심혈관계독성(cardio-vascular toxicity), 중추신경계에 대한 독성(Central nerve system toxicity)과 같은 전신 독성(Systemic toxicity)과 신경독성(Neurotoxicity)과 근독성(Myotoxicity) 같은 국소 독성(Local toxicity)이 있다.

이 중 신경독성과 관련된 기전으로 세포내 칼슘 농도의 증가가 추정되고 있으나 아직까지 명확한 기전은 알려져 있지 않다(Rooyen 2010). Myers 등(2003)은 Rat을 이용한 동물 실험에서, 2% Plain Lidocaine의 단독 투여는 신경혈류량(Neural blood flow, NBF)을 정상 대조군의 81% 수준까지 감소시켰으며, 2% Lidocaine with 1:100,000 Epinephrin을 투여한 경우 정상 대조군 NBF의 20% 수준까지 감소시킴을 보였다(그림 17).

물론 이러한 신경 혈류량의 감소는 일반 환자에서 대부분 별다른 영향을 미치지 않는 것으로 보이나, 이론적인 관점에서 혈관-순환계 장애를 일으키는 기질적 질환(당뇨, 죽상동맥경화증, 화학요법)을 가진 환자에선 허혈성 신경 손상을 일으킬 수 있다고 추정된다(Kalichman 1992).

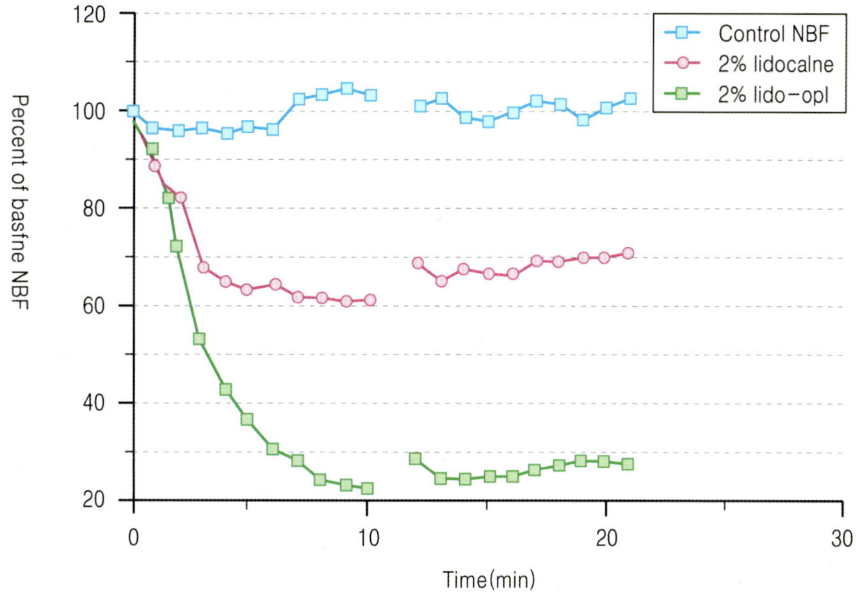

그림 17. Effect of 2% lidocaine with/without epinephrine.

치과 임상에서 사용되는 특정 국소마취제와 신경 손상과의 관련성에 관한 많은 논란이 있었다. 이러한 논란의 중심에는 4% Prilocaine과 4% Articaine이 있다.

따라서 이러한 국소마취제와 신경 손상과의 관련성을 평가하고자 하는 큰 규모의 역학적 연구들이 이루어졌다.

Canada Ontario에 있는 모든 치과의사들의 의료 과실을 관장하는 Insurance carrier의 데이터베이스를 바탕으로, 총 세 번에 걸친 Serial reports가 이루어졌다(1983년 캐나다에 Articaine이 처음으로 소개되었음).

1973년부터 1993년까지 Ontario 주에서 발생한 Paresthesia의 발병률에 관한 Hass and Lennon(1995)의 후향적 연구를 시작으로, 이와 동일한 방법으로 1994년부터 1998년까지 발생한 Paresthesia 발병률에 관한 Miller and Hass(2000), 1999년부터 2008년까지 발생한 Paresthesia의 발병률에 관한 Gaffen and Hass의 연구(2009)가 이루어졌다.

총 세 번에 걸친 이들의 연구에서 모두 비슷한 결론을 도출하였으며, 4% Prilocaine과 4% Articaine을 사용한 경우 2% Lidocaine 및 2~3% Mepivacine을 사용한 경우보다 국소마취 후 신경 손상 발병률이 약 5배 증가함을 보고하였다.

이와 유사한 연구가 Denmark에서도 이루어졌다(2000년 덴마크에 Articaine이 처음으로 소개되었음).

Danish Dental Association's Patient Insurance Scheme의 데이터베이스를 바탕으로, 2002년부터 2004년 덴마크 전역에서 발생한 하악 전달마취와 관련된 총 32건의 설신경 손상에 대한 연구가 이루어졌다(Legarth 2005).

이들 설신경 손상 중 88%는 4% Articaine(시장 점유율 42%)과 관련 있었으며, 나머지 12%는 3% Mepivacaine(시장 점유율 22%)과 관련 있었다. 2% Lidocaine(시장 점유율 22%)과 3% Prilocaine(시장 점유율 12%)과 관련된 설신경 손상은 보고되지 않았다.

또한 Hillerup 등(2006)은 1997년부터 2004년까지 덴마크 전역에서 발생한 하악 전달마취와 관련된 신경 손상에 관한 연구(설신경 손상 42건, 하치조신경 손상 12건)에서, 4% Articaine을 사용한 경우 다른 국소마취제에 비해 신경 손상 발생률이 20배 증가한다고 보고하였다.

물론 이에 대한 반론도 존재한다.

Malamed(2006)는 학술지에 기고한 'Letter to editor'를 통해서, Articaine과 관련된 높은 신경 손상 발생률을 지지하는 과학적 근거가 아직 없으며, 하악 전달마취 과정에서 설신경 손상 비율이 특별히 높고, 하악 이외의 다른 신체 부위 마취 과정에서 Articaine과 관련된 높은 신경 손상 발생률이 보고되지 않는 점에 미루어 볼 때 하악 전달마취 과정에서 발생하는 설신경의 신경 손상은 주사바늘에 의한 직접적인 손상 또는 설신경 주변 손상이 주된 원인이라 주장하며, 특정 국소마취제 성분 및 농도와 관련하여 언급한 Hillerup의 연구(2006)에 직접 반론을 제기하였다.

Pogrel 등(2007)은 Department of OMS, University of California, San Francisco에 의뢰된 2003년 1월부터 2005년 12월까지 발생한 하악 전달마취와 관련된 신경 손상 환자 총 57명에 대한 연구에서, 2% Lidocaine과 관련된 경우는 35%(시장 점유율 54%), 4% Prilocaine과 관련된 경우는 17%(시장 점유율 6%), Articaine과 관련된 경우는 17%(시장 점유율 25%) 등으로 보고하였으며, 4% Prilocaine과 신경 손상 간에는 유의한 관계가 존재하나, 4% Articaine과 관련된 신경 손상은 그 사용량에 따라 비례하여 나타나는 현상이라고 주장하였다.

4% Articaine과 신경 손상에 관한 논란이 진행되는 가운데, 2010년 중요한 연구가 이루어졌다. 2010년 Garisto 등은 'the FDA's Adverse Event Reporting System(AERS) computerized information database'를 이용한 1997년부터 2008년까지 발생한 국소마취제와 관련된 부작용에 관한 연구에서, 국소마취와 관련된 신경 손상 총 248 증례에서, 4% Prilocaine 및 4% Articaine이 2% Lidocaine에 의해 통계적으로 높은 신경 손상 발생률을 보인다고 보고하였다(그림 18).

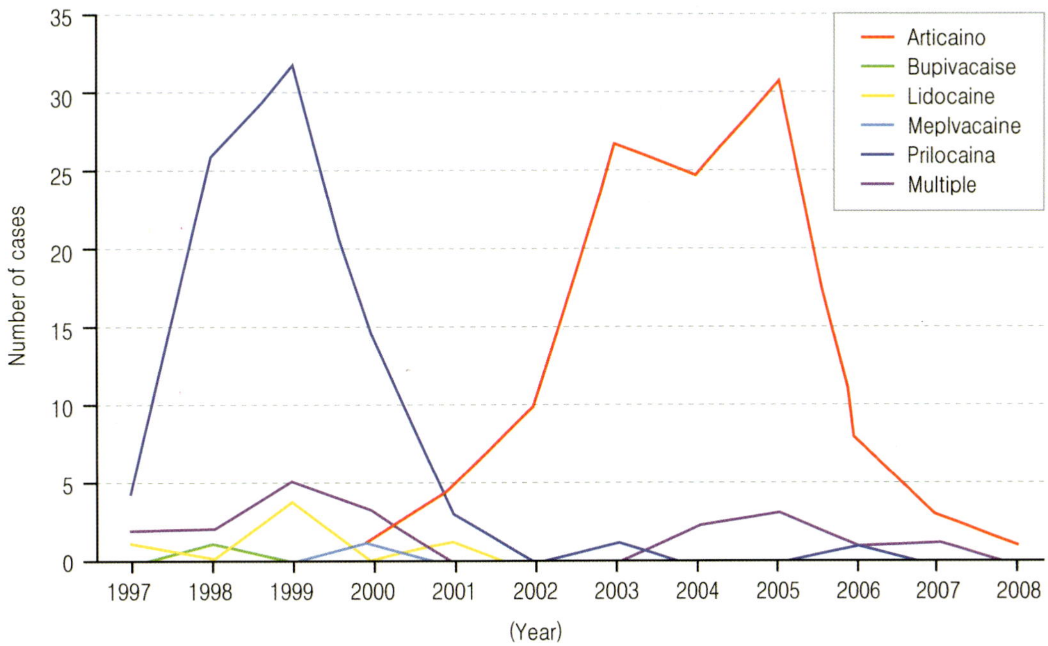

그림 18. Reports of paresthesias in dentistry following the use of local anesthetics in us between 1987 and 2008.

이상의 연구 결과들을 종합하여 볼 때 4% Articaine과 4% Prilocaine들은 국소마취와 관련된 높은 신경 손상률을 보이는 것으로 추론할 수 있다(현재 국내에서는 4% Prilocaine 국소마취용 주사제는 시판되지 않음). 그러나 이러한 효과는 Articaine 및 Prilocaine 자체의 화학적 성질에 기인하기보다는 임상 목적으로 사용되는 높은 농도(4%)와 관련 있는 것으로 추정되고 있다(Articaine의 경우 다른 국소마취제에 비해 매우 뛰어난 약물 확산력을 가지며, 이러한 점도 원인 요소 중의 하나로 추정됨).

앞서 말한 바와 같이 임상에서 사용되는 모든 국소마취제는 신경독성을 가지며, 이러한 신경독성의 효과는 국소마취제의 농도에 비례하여 나타난다(Kitagawa et al. 2004, Hillerup et al. 2011).

4) 하악 전달마취와 관련된 위험 요소 및 예방

하악 전달마취와 관련된 신경 손상은 대부분 설신경 손상이 대략 70% 이상 차지하며, 설신경의 단일 신경속 양상, 혈행 장애를 일으킬 수 있는 기저질환(당뇨, 죽상동맥경화증, 화학요법)의 존재, 높은 농도의 마취제(4% Articaine) 사용과 관련 있다.

통상적인 하악 전달마취 시술 전에 환자의 설신경의 위치 등은 사전에 평가할 방법이 존재하지 않으므로 하악 전달마취 과정에서 발생하는 주사바늘에 의한 설신경의 직접적인 손상은 피할 방법은 없다. 다만 시술 중 반복적인 하악 전달마취를 피하며, 하악 전달마취 실패로 인해 충분한 마취 효과를 얻지 못한 경우 치주인대강마취 또는 침윤마취 등 다른 방법을 선택하는 것이 좋다.

제한적인 범위 내에서 하악 부위에 대한 치과치료를 위해 처음부터 하악 전달마취를 배제하고, 침윤마취만을 이용하여 치과 시술을 시행할 수 있으리라 여겨진다. 특히 임플란트 식립과 관련하여 Heller 등(2001) 및 Levitt 등(2003)은 임플란트 식립과 관련된 하치조신경의 영구 손상을 피하기 위해 골조직에 어느 정도의 지각 능력이 남을 수 있도록 침윤마취하에서 임플란트 식립을 시행할 것을 제안하였다.

그러나 이들의 의견은 아직까진 일반적으로 받아들여 지지 않으며, 동물실험에서, 골조직 내부에 기계적 및 열 자극에 반응하는 감각신경이 따로 존재함을 보고한 Heraud 등(1996)의 연구는 이러한 방법에 반론을 제기하였다.

그러나 골조직 대부분의 유해수용성 신경들은 골막에 주로 분포하며, 일부 Endosteum Haversian system에 분포한다. 따라서 골막 부위에 대한 침윤마취는 비록 마취 시 환자의 큰 불편감을 일으킨다 하더라도 골막에 대한 침윤마취 후 임플란트 식립을 위한 골삭제 과정 중에 골내 와동에 침윤마취를 추가적으로 시행하면서 임플란트 식립을 시행할 수 있다고 생각된다.

하악 전달마취를 배제하고 침윤마취만으로 일반적인 치과치료를 시행할 수 있는 또 다른 방법이 있다. 4% Articaine을 이용한 침윤마취를 시행하는 방법이다. Articaine은 Amino amide계열의 국소마취제로, Benzene ring을 가진 다른 국소마취제와 다르게 Thiopene ring을 가지고 있다.

이러한 Thiopene ring은 약물의 지방용해도(liposolubility)를 증가시켜 지질막(lipid barrier)의 통과를 매우 효과적으로 일으킨다. 특히 이러한 투과성의 증가로 인해 다른 국소마취제보다 골조직 및 연조직 내로의 확산이 매우 용이하여(물론 이러한 확산력으로 인해 하악 전달마취에 사용될 때 신경 손상을 일으키는 원인 요소 중의 하나로 볼 수 있으나), 하악 전달마취에 준하는 마취 효과를 침윤마취만으로 얻을 수 있다.

El-Kboley(2013)는 4% Articaine을 이용하여 협측(3.6mL) 및 설측(0.3mL) 침윤마취만으로 하악 제3대구치 발치에 필요한 충분한 마취 효과를 얻을 수 있다는 임상 연구를 보고하였다.

비록 4% Articaine이 하악 전달마취로 사용될 때 그 농도 및 뛰어난 확산력으로 인해 신경주가지에 손상을 일으킬 확률이 높다 하더라도 침윤마취에 사용될 경우 그 임상적 효용성은 높다고 여겨진다.

2. 하악 제3대구치 발치와 관련된 신경 손상

하악 제3대구치 발치는 치과 영역에서 가장 흔히 이루어지는 외과적 술식의 하나로, 이와 관련된 신경 손상에 대한 많은 관심을 받아왔으며, 치과 영역에서 발생하는 의원성 신경 손상 중 가장 많은 빈도를 차지한다.

하악 제3대구치 발치와 관련된 신경 손상에서 설신경 손상 및 하치조신경 손상 모두 발생할 수 있으며, 앞서 언급한 신경 손상과 관련된 역학 연구에서 보듯이, 연구마다 설신경 손상 및 하치조신경 손상 발생률은 다양하게 보고된다.

하악 제3대구치 발치 시 하악 전달마취가 사용되기 때문에 실제 하악 제3대구치 발치와 관련된 순수한 신경 손상 발생률은 하악 전달마취에 의한 신경 손상 발생률을 감안해서 고려해야 한다.

하악 제3대구치 발치와 관련된 신경 손상의 위험 인자(Risk factor)에 대한 많은 연구가 지속적으로 이루어졌다. 이와 관련된 위험 인자로는 환자의 성별, 연령, 매복 형태 및 깊이, 술자의 숙련도, 설측 피판 거상 및 치아/골삭제와 관련된 외과적 술식 등이 있다. 그러나 결국 이러한 요소들은 환자의 성별, 연령과 같은 환자와 직접 관련된 인자를 제외하면 대부분 하악 제3대구치의 매복 깊이와 하악관 간의 관계에 의해 부가적으로 결정되는 요인들이므로, 결국 하악 제3대구치 및 하악관의 관계가 가장 중요한 인자로 볼 수 있다.

물론 설신경 손상은 일반적인 방사선 사진으로 그 위치 평가가 불가능하므로 설신경의 해부학적 변이가 가장 중요한 요소라 생각된다.

1) 하악 제3대구치 발치와 관련된 하치조신경 손상을 위한 해부학

하치조신경은 하악 내의 골성관(하악관)을 주행하므로, 술전 방사선 사진을 통해서 어느 정도 신경과 치근의 위치 관계를 평가할 수 있다는 점에서 설신경과 구분된다.

일반적인 치과 파노라마 방사선 사진을 이용해 치근과 하악관 간의 2차원적 관계를 평가할 수 있으며, 최근에 들어 보급이 증가한 전산화단층촬영을 통한 3차원 분석이 가능해짐에 따라 하악 제3대구치 발치에 대한 술전 평가가 더욱 용이해졌다.

따라서 하악 제3대구치 발치와 관련된 일반적인 파노라마사진을 통한 술전 평가뿐만 아니라, 전산화단층촬영에 의한 술전 평가 사항을 기술하고자 한다. 이러한 방사선 영상을 통한 술전 평가는 술후 신경 손상 발생 가능성을 어느 정도 예측하여 그 발생을 최소화하기 위한 중요한 과정이다.

하악 제3대구치 발치와 관련된 신경 손상의 예측 요인으로, 하악 제3대구치 치근과 하악관 간의 파노라마상의 관계를 평가한 Rood 등의 연구(1990)가 가장 흔히 인용된다.

Rood 등은 문헌 고찰을 통하여 하악 제3대구치와 하악관 간의 밀접한 관계를 의미하는 7가지 징후(Sign)를 보고하였다(그림 19). 이들 7가지 징후 중 Diversion of canal, darkening of root, Interruption of white line 순서로, 하악 제3대구치 관련된 하치조신경 손상과 통계적으로 관련 있음을 보고하였다.

(1) Diversion of canal

하악관이 하악 제3대구치 치근 부위를 통과할 때 갑자기 그 진행 방향이 바뀌는 경우를 의미한다. 이러한 하악관의 급격한 진행 방향의 변화는 하악관 내부의 조직들이 치근과 함께 제3대구치 맹출에 의해 상향으로 견인되어 발생하는 것으로 추정하고 있다(Seward, 1963).

(2) Darkening of root

방사선 사진상에서 치근의 밀도는 하악관이 중첩된다 하더라도 치근 전체 부위를 따라 변화지 않는 것이 일반적이다. 그러나 치근이 하악관을 침범하고 있는 경우 치근의 방사선상 밀도의 감소가 일어나며, 이로 인해 치근단 부위는 더욱 검게 나타난다. 이러한 현상은 치근 주위 골밀도 및 하악관의 피질골 소실과 관련 있는 것으로 추정된다.

Howe 등(1960)은 방사선 사진상 치근의 흑화를 보이는 증례 93.1%에서 이러한 치근이 하악관을 직접 침범하고 있음을 보고하였다.

(3) Interruption of white line

하악관의 피질골층은 일반적인 방사선 사진상에서 하얀 백선으로 나타난다. 이러한 하얀 백선이 치근 또는 치아 구조물과의 경계 부위에서 갑자기 소실되는 경우를 의미한다. 이러한 하얀 백선의 소실은 제3대구치 치근의 Grooving과 관련 있으며, 몇몇의 연구자들에 의해 아주 중요한 'Danger sign'으로 보고되었다(Summers, 1975).

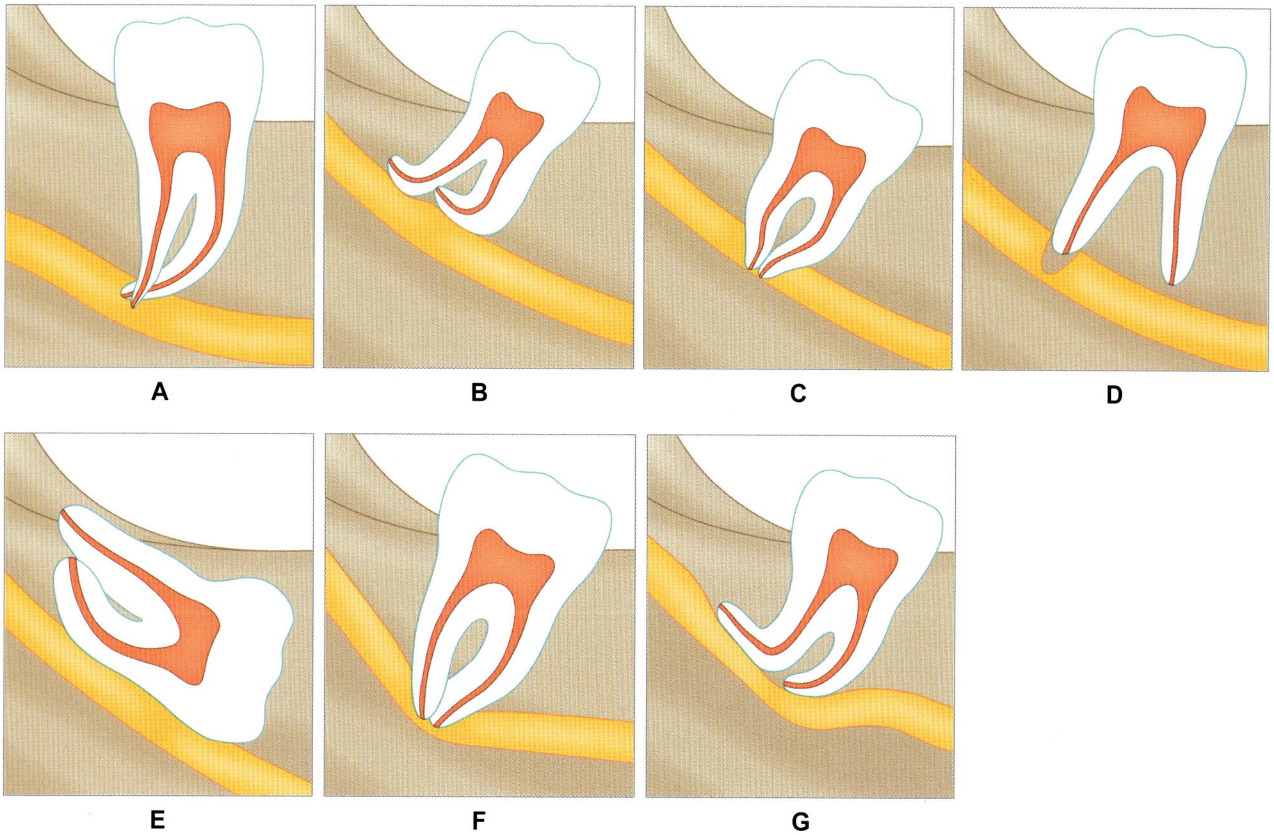

그림 19. 7 signs implying the close relationship between M3 roots and IAC. **A,** Darkening of root. **B,** Deflection of root. **C,** Narrowing of root. **D,** Dark and bifid apex of root. **E,** Interruption of white line of canal. **F,** Diversion of canal. **G,** Narrowing of canal.

근래에 이르러 치과 영역에 전산화단층촬영기 보급의 증가로 인해 이를 이용한 하악 제3대구치 및 하악관 간의 관계를 평가하여 발치 후 신경 손상 위험성을 예측하고자 하는 노력들이 이루어지고 있다.

Kaori 등(2012, 2013)은 2번에 걸친 임상 연구를 통해 하악 제3대구치 발치와 관련된 하치조신경 손상의 위험성이 높은 하악관의 관련 요소들을 CT 촬영 후 Coronal view를 재구성하여 분석하였다. 이들은 하악관의 협설 위치 관계, 하악관의 형태, 하악관 피질골의 소실(Cortical perforation, De-cortication) 등과 하치조신경 손상과의 관련성을 평가하였다. 이들의 연구 결과에 따르면, 하악관의 형태가 Dumd-bell shape인 경우 그리고 적어도 2장 이상의 CT slices(CT slice 간격은 확인할 수 없었음)상에서 제3대구치 경계 부근의 하악관 피질골이 소실을 확인할 수 있는 경우가 하치조신경 손상과 유의하게 관련 있음을 보고하였다(그림 20).

Dumd-bell shape의 하악관은 제3대구치 치근과 밀접하게 접촉하는 경우에 흔히 관찰되었으며, 이러한 하악관 형태의 변화는 하악관의 피질골 소실보다 하치조신경 손상과 더 밀접하게 관련 있는 것으로 세부 분석에서 나타났다.

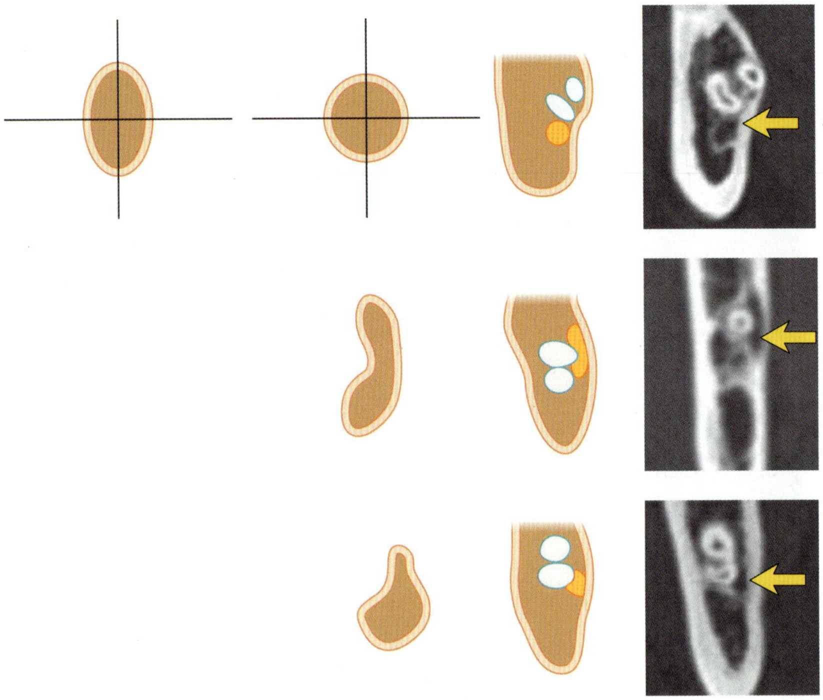

그림 20. Shapes of IAC. **A,** Round/oval. **B,** Dumbbell. **C,** Tear-drop.

이들과 유사한 연구가 Selvi 등(2013)에 의해 이루어졌다. 이들은 CT를 이용하여 하악 제3대구치 발치 후 하치조신경 손상과 관련된 위험 인자를 평가하였다. 이들의 연구에서, 제3대구치와 하악관 경계 부위에서 채득된 CT영상을 바탕으로 1mm 간격의 Coronal view slices를 재구성하여 전후방으로 3mm(3개의 CT slices) 이상의 피질골 소실이 관찰되는 경우 신경 손상과 유의한 상관관계가 있다고 보고하였다. 이전의 Kaori 등의 연구에서도 하악관의 피질골 소실 여부를 평가하였으나 정량적인 수치 평가는 이루어지지 않았으나 이들의 연구에서는 이러한 하악관의 피질골 소실에 관한 정량적인 연구가 이루어졌다는 점에서 차이가 있다(그림 21).

이상으로 하악 제3대구치와 하악관의 관계에 대한 위험 인자 평가를 진행한 연구들을 종합하면, 술전 방사선 평가를 통해 하악 제3대구치 발치와 관련된 하치조신경 손상 여부를 어느 정도 예측할 수 있으며, 술전 평가를 통해 위험도가 높은 환자들의 경우에는 발치 후 신경 손상 가능성에 대한 Informed consent가 반드시 이루어져야 하고, 때때로 상급 의료 기관에 대한 발치 의뢰가 이루어져야 할 것이다.

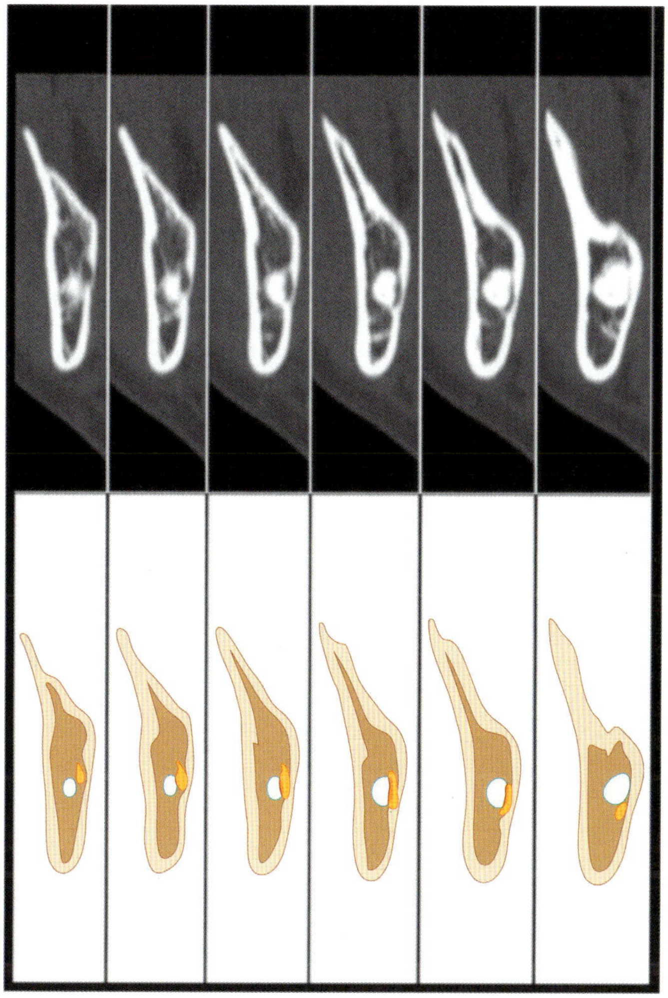

그림 21. Cortical defects on CT slice.

2) 하악 제3대구치 발치와 관련된 설신경 손상을 위한 해부학

위에서 언급한 바와 같이 하악관 내부를 주행하는 하치조신경의 경우에는 술전 방사선 평가를 통해 하악 제3대구치 발치와 관련된 신경 손상의 가능성을 어느 정도 예측할 수 있으나 연조직 내부를 주행하는 설신경은 그 위치 관계에 대한 술전 평가가 불가능하고, 사람마다 그 위치 관계가 매우 다양하게 나타나기 때문에 신경 손상을 최소화하고자 하는 부단한 노력에도 불구하고 설신경 손상이 피할 수 없이 발생한다.

많은 경우에 있어서 설신경은 하악 제3대구치 설측으로 매우 근접하여 주행하므로 하악 제3대구치 발치와 관련된 피판 절개, 설측 피판 거상 및 견인, 치아 삭제, 설측 치조골의 골절, 발치 후 봉합 등과 같은 외과적 술식과 관련하여 나타나는 것으로 추정된다. 따라서 하악 제3대구치 부위의 설신경의 해부학적 위치 및 관계에 대한 이해가 필수적이다.

하악 제3대구치 부위의 설신경의 위치 관계에 대한 다양한 연구가 존재한다.

대부분의 연구에서 설신경의 위치 관계는 하악 제3대구치 설측골연(Lingual crest)을 기준으로, 설신경과의 수직거리(Vertical distance), 수평거리(Horizontal distance)를 정량적으로 측정하였다.

Kisselbach 등(1984)은 34구의 사체에서 34개의 설신경의 위치 관계를 정량적으로 평가하고, 하악 제3대구치 발치를 시행한 총 256명의 환자에서 설신경의 위치를 관찰하였다.

이들의 연구에서, 사체 표본 총 34개 중 17.6%에서 설신경이 설측골연 상방에 존재하였으며, 62%에서 설측 골판과 직접 접촉하여 주행하고 있는 설신경이 관찰되었다. 그리고 총 256명의 환자 4.5%에서 설신경이 설측골연 상연에 존재하고 있음을 관찰하였다.

총 20개의 사체, 총 40개의 설신경의 위치 관계에 대한 Pogrel 등(1994, 1995)의 연구에서, 사체 표본 7.5%에서, 설측골연 상방을 주행하는 설신경이 관찰되었다.

MRI를 이용하여 총 10명의 지원자를 대상으로 총 20개의 설신경의 위치 관계를 평가한 Miloro 등(1997)의 연구에서, 표본 중 10%에서 설측골연 상방을 주행하는 설신경이 관찰되었으며, 25%에서 설측 골판과 직접 접촉하여 주행하는 설신경이 관찰되었다.

기존의 연구와 달리 충분한 수의 표본을 가지는 설신경의 해부학적 위치 관계에 대한 연구가 Behnia 등(2000)에 의해 이루어졌다. Behnia 등은 총 430구의 Fresh cadaver를 대상으로 총 669개의 설신경의 위치 관계를 평가하였다.

이들의 연구에서, 표본 중 설측골연 상방을 주행하는 설신경이 14.05%(94개) 관찰되었으며, 1 증례(0.15%)에서 retromolar pad 내를 주행하는 설신경이 관찰되었다(그림 22). 설측 골판과 직접 접촉하여 주행하는 설신경이 22.27%(149개) 관찰되었다.

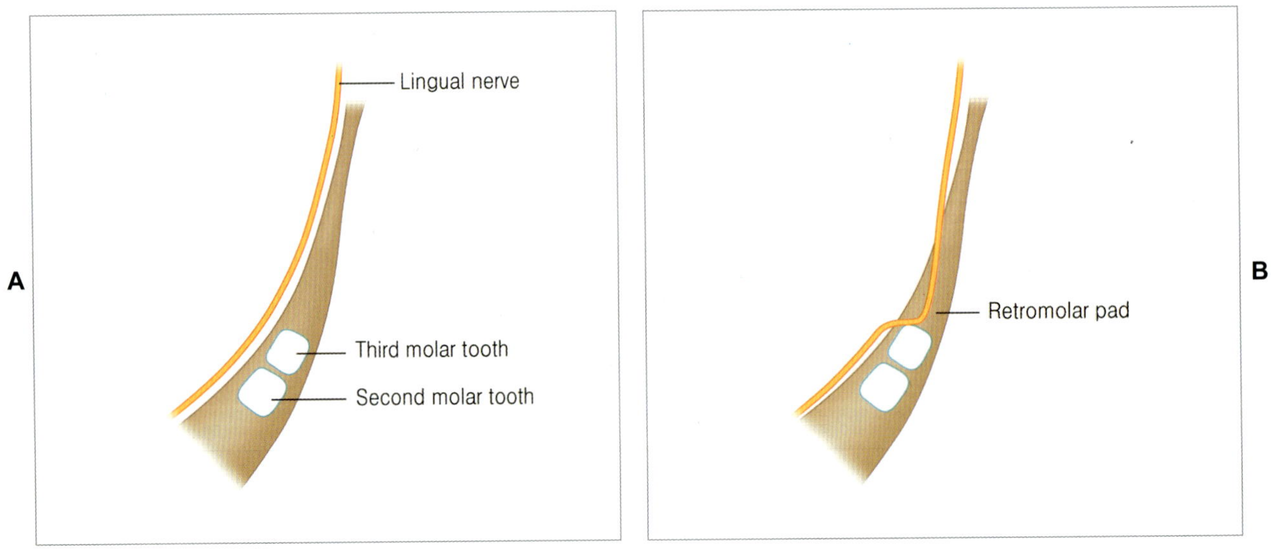

그림 22. Pathway of LN. **A,** Normal Pathway. **B,** Abnormal Pathway.

위에서 언급한 연구들에서 보고된 설측골연에서 설신경까지의 수직거리(V) 및 수평거리(H) 관계는 아래와 같다(표 6, 그림 23).

표 6. 설신경의 해부학적 위치를 평가한 연구 결과

	V(Mean ± SD)mm	H(Mean ± SD)mm
Kisselbach et al. 1984	2.279 ± 1.96mm	0.588 ± 0.90mm
Pogrel et al. 1995	8.32 ± 4.05mm	3.45 ± 1.48mm
Miloro et al. 1997	2.75 ± 0.97mm	2.53 ± 0.67mm
Behnia et al. 200	3.01 ± 0.42mm	2.06 ± 1.10mm

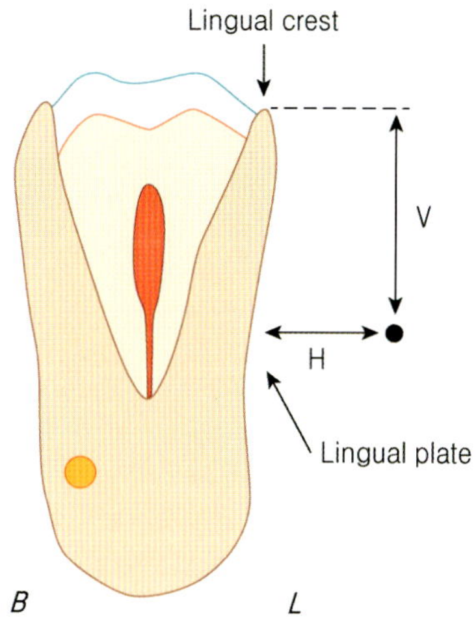

그림 23. Relationship between LN and lingual crest at mandibular M3 region.

초음파(Ultrasonogram)를 이용하여 하악 제3대구치 부위의 설신경의 위치를 평가한 또 다른 연구가 존재한다.

Benninger 등(2013)은 총 28구의 사체에서 총 28개 설신경의 위치 관계를 초음파를 이용하여 측정하여 설측골연에서 하방 5mm를 기준으로 High lingual nerve, Low lingual nerve로 분류하였다. 이들의 연구에서 전체 표본의 설측골연에서 설신경까지의 평균 거리는 7.3mm(최소 2.9mm, 최대 13.2mm)였으며, 이들 중 21.4%는 High lingual nerve로 분류되었다. 이러한 수치는 유치악 및 무치악 상태와 상관없이 일관되게 나타난다고 보고하였다(그림 24).

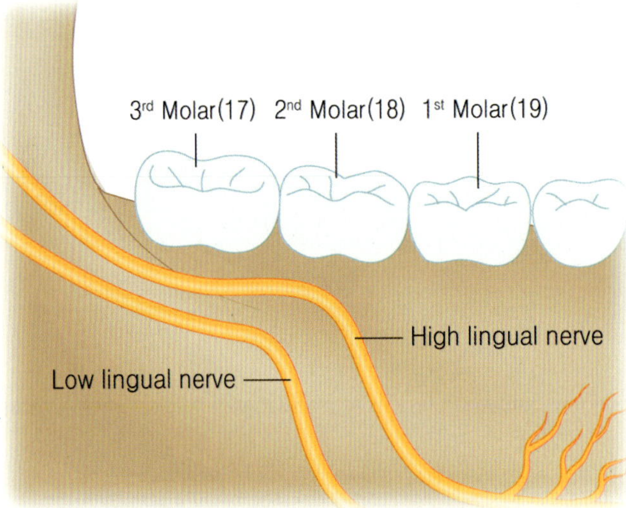

그림 24. High/Low lingual nerve classification.

위에서 언급한 연구들을 종합하면, 하악 제3대구치 부위에서 설측골연 상방을 주행하는 설신경의 빈도가 의외로 많음(7.5~17.6%)을 확인할 수 있다. 또한 설측 골판과 직접 접촉하여 주행하는 빈도도 22~62%로 관찰된다. 물론 사체 연구의 경우 조직의 고정 및 해부 박리 과정에서 설신경의 위치의 변화가 발생할 수 있으며, 사체 연구의 결과는 해석에 다소 주의가 필요한 것은 사실이다. 그러나 이러한 조직 고정이 이루어지지 않은 충분한 수의 fresh cadaver를 대상으로 이루어진 Behnia 등(2000)의 연구와 생체에서 MRI를 이용하여 이루어진 Miloro 등(1997)의 연구 결과들이 매우 유사하게 나타나는 점은 주목할 필요가 있으며, 이들의 연구들은 임상적으로 시사하는 바가 크다고 생각된다.

결론적으로 정리하자면, 하악 제3대구치 부위의 설신경 중 약 10~14%는 설측골연 상방을 주행하고, 약 22~25%는 설측 골판과 직접 접촉하여 주행함을 반드시 염두하여야 한다.

3) 하악 제3대구치 발치와 관련된 신경 손상의 위험 인자

하악 제3대구치 발치와 관련된 신경 손상의 위험 인자를 평가하기 위해 비교적 큰 표본 수를 가지는 임상 연구들을 참고할 필요가 있다.

총 946명의 환자에서 총 1,117개의 하악 제3대구치의 외과적 발치와 관련된 설신경 손상에 관한 Valmaseda-Castellon 등(2000)의 전향적 임상 연구에서, 하악 제3대구치의 설측 경사, 설측 피판 박리를 동반한 원심 골삭제(Lingual flap separation with distal ostectomy), 수직적 치아 삭제(Vertical tooth sectioning) 및 술자의 숙련도가 설신경의 일시적인 신경 손상과 관련 있다고 보고하였다.

1998년부터 2006년까지 총 3,236명의 환자를 대상으로, 하악 제3대구치 발치와 관련된 신경 손상의 위험 인자를 평가한 Jerjes 등(2010)의 전향적 임상 연구에서, 하치조신경 손상과 환자의 연령(26~30세), 수평 매복, 하악관과의 방사선상 근접, 술자의 숙련도가 상관있으며, 설신경 손상과 환자의 성별(남성), 원심경사 매복, 하악관과의 방사선상 근접성, 술자의 숙련도가 상관있다고 보고하였다. 이러한 요소들 중 하악 제3대구치의 수평 매복 또는 하악관과 근접한 경우 하치조신경 및 설신경의 영구 손상률이 통계적으로 증가하며, 특히 하악관과 근접한 경우 설신경 손상이 하치조신경 손상보다 유의하게 더 호발한다고 보고하였다. 이러한 연구를 통해 Jerjes는 하악 제3대구치의 난이도가 '매우 어렵다'라고 판단되는 경우 영구적인 신경 손상률은 95%에 이르며, 하악관에 근접한 경우에는 대략 60%의 환자들이 감각 이상을 경험한다고 주장하였다.

이와 비슷한 시기에 이루어진 총 3,595명의 환자를 대상으로 총 4,338개의 하악 제3대구치 발치와 관련된 신경 손상에 관한 Cheung 등의 전향적 임상 연구(2010)에서, 하악 제3대구치의 원심 경사 매복 및 술자의 숙련도와 설신경 손상과 큰 상관관계가 있으며, 매복 깊이가 Winter's line 기준(교합평면에서 매복치의 CEJ까지의 거리, 그림 25)으로 8.9mm 이상인 경우, 하치조신경 손상과 큰 상관관계를 가진다고 보였다. 기타 환자의 성별, 설측 피판의 거상 및 Lingual retractor의 사용, 원심 골삭제, 치아 삭제 등은 신경 손상과 통계적으로 유의한 관련성이 없다고 보고하였다.

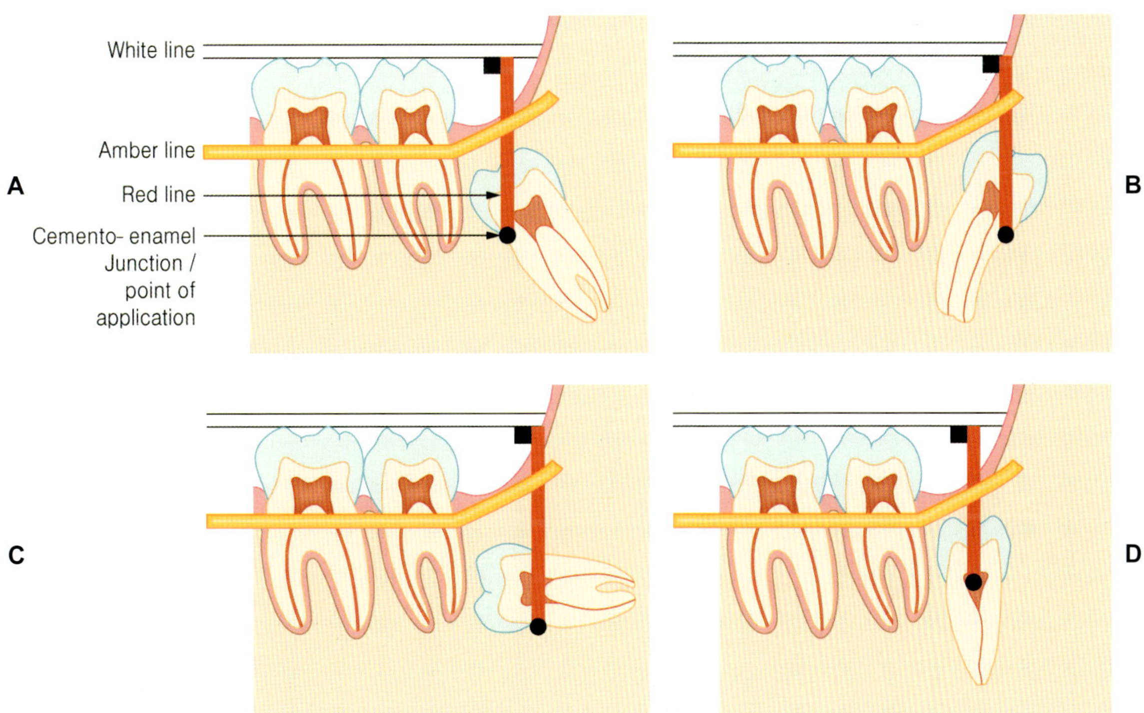

그림 25. Winter's lines. **A,** Mesio-angular. **B,** Disto-angular. **C,** Horizontal. **D,** Vertical.

위에서 언급한 세 연구를 종합하여 볼 때 하악 제3대구치 발치와 관련된 신경 손상의 위험 인자들로

- 환자 관련 요소 – 환자의 연령, 환자의 성별
- 해부학적 관련 요소 – 하악 제3대구치 매복 형태, 매복 깊이
- 외과적 수술 관련 요소 – 골삭제, 치아 삭제, 설측 피판 박리 및 견인
- 술자 관련 요소 – 숙련도

등을 들 수 있다.

위에서 열거한 위험 인자 중 환자 – 관련 요소를 제외한 나머지 세 가지 요소들은 상호 관련이 있다고 볼 수 있다.

하악 제3대구치와 해부학적으로 인접한 말초신경 구조물들은 하악 제3대구치 발치 과정에서 발생하는 외력이나 염증 반응 등에 직접 혹은 간접적인 영향을 받을 수밖에 없다.

해부학적 관련성은 당연히 하악 제3대구치의 매복 형태 및 하악관 과의 거리에 의해 결정되고, 이러한 해부학적 관계는 하악 제3대구치 발치의 난이도를 구성하며, 이러한 발치상의 난이도 때문에 발치 과정에서 부가적인 외과적 시술 방법(골삭제, 치아 삭제, 설측 피판의 거상 등)이 선택된다.

골삭제 또는 치아 삭제를 위해 고속으로 회전하는 기구의 사용 및 설측 피판의 박리 및 견인은 필연적으로 조직 손상을 더욱 일으킬 수밖에 없으므로 하악 제3대구치 발치와 관련된 신경 손상 가능성은 더욱 증가할 수밖에 없다.

이러한 해부학적 관련 요소 및 부가적인 외과적 술식의 사용 등이 미숙한 술자에 의해 사용될 때 신경 손상의 가능성은 더욱 커진다고 볼 수 있다.

(1) 설측 피판의 박리/견인(Lingual flap retraction) 및 설신경 손상 예방에 관한 논란

매복 하악 제3대구치 발치 시 설신경 손상을 예방을 위해 설측 피판을 조심스럽게 거상한 후 적절한 Retractor를 이용하여 설측 피판을 보호하여야 한다는 주장들이 제기되었다(Walter 1995).

이러한 주장에 의해 하악 제3대구치 발치를 위한 Lingual split technique이 영국에서 추천되었다.

Lingual split technique은 설측 경사 또는 설측으로 치우친 매복된 하악 제3대구치 발치 시, 치아 삭제를 최소화하기 위해 설측 피판의 박리 및 견인 후 Chisel과 Mallet을 이용하여 매복치의 설측 골판을 변위 혹은 제거하는 술식을 의미한다. 따라서 이러한 술식과 관련되어 설측 피판의 Retraction을 위한 다양한 형태의 Retractor(Howarth's retractor, Ward's retractor,

Mead's retractor, etc.)의 사용이 제안되었다.

그러나 Lingual split technique뿐만 아니라 설측 피판 박리 및 견인을 시행하는 경우 오히려 설신경의 손상 가능성이 증가한다는 반론들이 제기되었다.

Robinson 등(1996)은 설측 피판에 대한 Retractor의 적용은 치아 삭제 및 골삭제 시 Bur에 의한 설신경의 손상을 항상 예방할 수 있는 것은 아니며, 단지 술자의 심리적인 안정감만 준다고 주장하였다.

Appiah-Anane 등(1997)은 하악 제3대구치 발치 시 설측 피판의 거상 및 견인을 피하면 설신경의 손상 발생률을 0.2% 이하로 유지할 수 있다고 주장하였다. 따라서 하악 제3대구치 발치를 위한 설측 피판의 형성 및 Retractor의 사용에 많은 논란이 있다.

이러한 논란 중에 Pichler 등(2001)은 하악 제3대구치 발치와 관련된 설신경 손상 예방을 위한 Lingual flap retraction에 관한 문헌 고찰 연구를 시행하였다. 1983년부터 1999년 까지 컴퓨터를 이용한 문헌 고찰을 통해 설신경 손상과 관련된 51개의 문헌 중, 이 연구의 Inclusion criteria에 부합하는 총 8개의 문헌을 대상으로 다음 세 가지 술식과 설신경 손상과의 관련성을 평가하였다(그림 26).

Buccal approach with lingual retraction(BA+), Buccal approach without lingual retraction (BA-), Lingual split technique(LS).

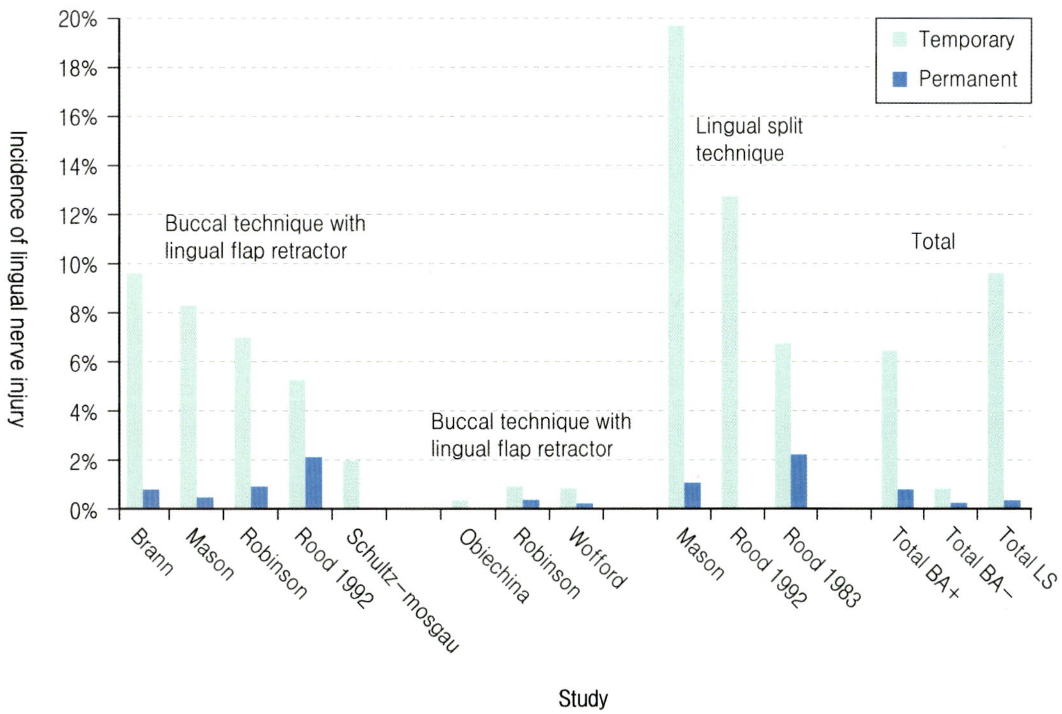

그림 26. Systemic review of LNI associated with lingual flap retraction.

이들의 연구 결과에 따르면, BA-에 비하여 BA+의 경우 일시적인 설신경 손상 발생률이 약 8.8배 증가하고, LS는BA-에 비하여 약 13.3배, BA+에 비하여 약 1.5배 증가한다고 보고하였다.

BA-, BA+, LS 각 술식에 따른 영구적인 설신경 손상률은 0.2%, 0.6%, 0.1%로 각각 보고하였다.

이들의 연구 결과에 따르면, BA+와 LS와 같이 설측 피판을 거상하고 Retractor를 사용하는 술식은 하악 제3대구치 발치와 관련된 설신경의 일시적인 신경 손상 발생률을 오히려 증가시키며, 영구적인 설신경의 신경 손상을 예방하는 데 전혀 도움이 되지 않는다고 보고하였다.

결론적으로 설신경 손상의 측면에서만 볼 때 하악 제3대구치 발치 시 설측 피판의 형성 및 견인은 최대한 피하는 것이 바람직한 것으로 보인다.

4) 하악 제3대구치의 발치와 관련된 신경 손상의 예방

하악 제3대구치의 발치와 관련된 설신경 손상은 앞서 언급한 것처럼, 술전 임상 검사 및 방사선 평가 등으로 그 해부학적 위치를 확인할 수 없고 사람마다 그 위치가 매우 다양하게 나타나기 때문에 설신경 손상은 술자의 주의 깊은 노력에도 피할 수 없이 나타난다.

설신경 손상과 관련된 위험 인자들 중 설신경의 해부학적 위치는 술자의 노력에 의해 조절 가능한 요소가 될 수 없다. 따라서 하악 제3대구치 발치 및 주위 조직에 대한 외과적 시술을 시행할 때 모든 환자에서 설신경은 하악 제3대구치 설측골연 상방에 존재한다고 가정하고 이 부위에 대한 조직 절개 및 설측 피판의 박리, 설측 골판의 파절 등은 최대한 피하도록 주의 깊은 노력이 필요하다.

하악 제3대구치의 발치와 관련된 하치조신경 손상은 술전 방사선 사진 평가를 통해 하악 제3대구치의 매복 형태 및 하악관과의 근접 등의 해부학적 위험 인자들을 고려하여 발치의 난이도에 대한 객관적인 평가를 시행되어야 한다.

이러한 평가를 통해서 발치 전 하악 제3대구치 발치와 관련된 신경 손상의 가능성에 대한 충분한 설명을 통해 Informed consent가 반드시 이루어져야 한다.

이러한 것들이 여의치 않을 경우 상급 의료기관에 대한 발치 의뢰를 주저하지 않는 것이 필요하다.

하악 제3대구치 발치의 난이도를 평가하는 다양한 방법 등이 존재한다. 대표적으로 Winter's classification, Pell and Gregory classification, Killey and Kay's classification 등이 잘 알려져 있다.

그러나 이들의 평가는 대부분 2차원적인 방사선상의 해부학적 관계 평가만 이루어져 있어 치과용 CT의 많은 보급이 이루어진 근래의 추세에 따라 하악 제3대구치 발치 난이도 평가에 대한 CT 소견이 포함된 새로운 평가 방법을 소개하고자 한다.

'REDI-AO Formula'라 불리는 이 시스템은 2014년 USC Tolstunov에 의해 고안되었다(표 7).

표 7. REDI-AO formula

Risk Factors	Risk Assessment	Risk Points*
1. Rood criteria		
R1: negative(only superimposition)	moderate risk	1
R2: positive(at least, one)	high risk	2
2. Exposure factor		
E1: IAC perforation <6mm	moderate risk	1
E2: IAC perforation ≥6mm	high risk	2
4. Invagination factor		
I1: negative(absent)	moderate risk	1
I2: positive(present)	high risk	2
5. Patient's age		
A1: ≤25yr	moderate risk	1
A2: ≥26yr	high risk	2
6. Operator skill		
O1: ≤6yr	moderate risk	1
O2: ≥5yr	high risk	2

Rood Criteria는 1990년 Rood가 제안한 파노라마상 하악 제3대구치와 하악관 간의 밀접한 관계를 의미하는 7가지 징후 중 하치조신경 손상과 관련 있는 3가지 징후인 Diversion of canal, Darkening of root, Interruption of white line를 의미한다.

Exposure factor는 CBCT coronal view 영상에서 하악 제3대구치와 접촉하는 하악관 부위의 피질골 천공(Decortication)의 최대 크기를 의미한다.

Distance factor는 CBCT coronal view 영상에서 전후방 하악관 피질골 천공의 길이를 의미한다.

Invagination factor는 CBCT coronal view 영상에서 하악관의 형태 변화(Convex→Concave)의 유무를 의미한다.

위의 기준으로 위험도의 총합이 6~10점인 경우 하치조신경 손상 가능성은 Moderate risk, 총합이 11~12인 경우 High risk로 판단한다.

5) 매복 제3대구치의 예방적 발치

2000년 3월 영국의 National Institute for Health and Clinical Exellence(NICE)는 하악 제3대구치 발치에 관한 새로운 권고안을 National Health Service(NHS)에 제시하였다.

NICE는 병리적인 상황에 이환되지 않은 매복 하악 제3대구치의 일상적인 발치에 대한 보험적용을 중단하라고 권고하였다.

이러한 권고안의 목적은 하악 제3대구치 발치와 관련된 술후 후유증 발생의 감소를 위해 제안되었다.

The Royal College of Surgeons of England 또한 NICE의 권고안에 동의하는 성명을 발표하였다. 그러나 The Royal College of Physicians of Edinburg가 제시한 The Scottish Guidelines 그리고 미국구강악안면학회(AAOMS)에서 제시한 The American Guidelines은 제3대구치의 예방적 발치를 제한하지 않으나, 술후 합병증 및 이와 관련된 법적 소송을 최소화하기 위해 Benefit/Risk 평가를 신중히 시행한 후 하악 제3대구치 발치 여부를 결정하여야 한다고 제안하고 있다.

현재까지 제3대구치의 예방적 발치와 술후 후유증의 높은 발생률이 관련 있음을 지지하는 근거-중심의 연구는 아직 존재하지 않는다. 따라서 치과 진료실에서 이루어지는 매복된 제3대구치의 예방적 발치 여부는 각 임상가들의 판단의 몫이라 생각된다.

6) 치관절단술(Coronectomy)

하치조신경과 매우 근접하여 술후 신경 손상 발생 가능성이 높은 하악 제3대구치의 외과적 발치술의 대안으로 치관절단술의 사용을 제안하는 학자들이 있다.

Renton 등(2005)은 그들의 연구에서 하악 제3대구치 발치와 관련된 신경 손상 발생률은 19%에 비해 치관절단술을 시행한 경우 단 한 건의 신경 손상도 발생하지 않았다고 보고하였다. 또한 Pogrel 등(2004)도 적절한 증례 선택을 선택하여 치관절단술을 시행한 경우 하치조신경 손상을 예방할 수 있다고 주장하였다.

치관절단술의 술식은 다음과 같다.

주변 조직의 병변 및 치근단 병변이 존재하지 않는 건전한 하악 제3대구치를 대상으로 치관절단술 후 잔존 치근 상방으로 골성 조직에 의한 치유가 일어날 수 있도록 협설 및 근원심 치조골 하방으로 최소 3mm까지 충분한 양의 치관 절제가 이루어져야 한다(그림 27).

이러한 치관 삭제 과정 및 제거 과정에서 치근의 동요가 발생하지 않도록 완전한 절제가 이루어져야 한다. 치관의 완전한 절제 후 Peri-osteal release를 시행하여 발치와 상방에 Water-proof suture가 이루어져야 한다.

치관 제거 과정에서 발생한 치근의 동요는 하치조신경의 손상을 일으킬 수 있으며, Foreign body reaction을 일으켜 감염이나 치근단 병소를 형성할 수 있다. 하치조신경관을 따라 수평으로 매우 근접하여 매복된 하악 제3대구치는 치관 절제 과정에서 신경 손상을 일으킬 수 있으므로 치관절제술을 시행하지 않는 것이 좋다.

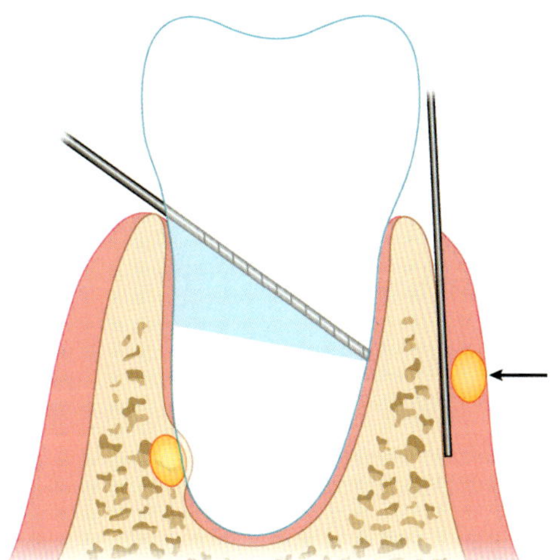

그림 27. Coronectomy.

3. 임플란트 시술과 관련된 신경 손상

임플란트는 무치악 수복 치료에 없어서는 안 될 중요한 치료로 자리 잡았다.

지난 수 십 년간 임플란트와 관련된 재료학 및 기타 관련 기술의 발달로 인해 과거보다 좀 더 성공적이고 안전한 임플란트 식립이 가능해졌다. 그러나 이러한 기술의 발달 및 축적된 지식은 보다 어려운 증례에 대한 도전을 가져왔으며, 결국 임플란트 시술과 관련된 여러 가지 합병증의 발생률은 여전히 증가할 것이라 예상할 수 있다.

하악 전달마취 및 하악 제3대구치 발치와 관련된 신경 손상에 비해 임플란트 식립과 관련된 신경 손상은 주로 하치조신경과 관련되어 나타나며, 영구적 신경 손상의 비율이 높다는 것은 매우 특기할 만한 사항이다. Libersa 등(2007)은 임플란트 식립과 연관된 신경 손상 중 영구적 신경 손상 비율은 75%에 이른다고 보고하였다.

임플란트 식립과 관련된 신경 손상은 임플란트 식립을 위한 골삭제 과정 및 Fixture의 식립 과정에서 하악관에 대한 직접적 또는 간접적인 외상에 의해 주로 발생한다.

또한 식립된 후 임플란트 주위조직의 감염 및 기존 치근단 감염부의 존재에 의한 이차적인 신경 손상 가능성도 존재한다. 그러나 대부분의 경우 임플란트 식립 전 충분한 방사선 평가를 통해 임플란트 식립이 계획되었음에도 불구하고 하악골 내를 주행하는 하치조신경의 다양한 분지의 존재, 하악관의 경계를 구성하는 피질골의 상태 및 주변 골밀도 등의 원인에 의해 하치조신경 손상이 발생할 수 있다.

1) 임플란트 식립과 관련된 신경 손상을 위한 해부학

하치조신경에 관한 많은 해부학적 지식이 존재함에도 불구하고, 하악골 내 하치조신경의 주행 및 분지에 관해 다양한 의견들이 존재한다.

Oliver(1928), Carter 등(1971), Wadu 등(1997) 및 Polland 등(2001)의 연구에서, 하치조신경은 하악 치아들에 대한 단순한 분지를 가지는 Single nerve trunk 양상으로 하악골 내를 주행하거나, 치아들에 대한 신경분지를 위해 하악골 내에서 Plexus를 형성하는 양상 크게 두 가지로 구분할 수 있다.

하악골 내를 주행하는 하치조신경에 대한 많은 연구들 중 2005년 Kieser 등의 연구가 가장 주목할 만하다. Kieser 등은 39구 무치악 사체 표본을 대상으로 하악골 내 하치조신경(IAN)의 분지 양상을 연구하였다.

이들의 연구에서, 하악골의 상연과 하연의 중앙을 기준으로 하치조신경의 위치 관계(High, Low)와 하악골 내 하치조신경의 분지 양상(A. Single unbranched nerve, B. Series of individual branches to the superior border of the mandible, C. Fine molar plexus, D. Proximal and distal nerve plexus)을 평가하였다(그림 28). 이들의 연구에서, 총 39구의 사체 표본 중, High IAN 30%(12/39)이였으며, 이들 모두는 Type C 형태의 분지 양상이 관찰되었다. Low IAN은 70%(27/39)이였으며, 이들 중 Type A 및 B는 22%(6/27), Type C는 41%(11/27), Type D는 37%(10/27) 관찰되었다. 종합하면 하악골 내 하치조신경의 분지 양상은 TYype C가 59%(23/39)로 가장 많았으며, Type D가 26%(10/39) 그 다음으로 결국 많은 수의 하치조신경들은 하악골 내에서 다양한 형태의 Plexus를 가진다고 볼 수 있다.

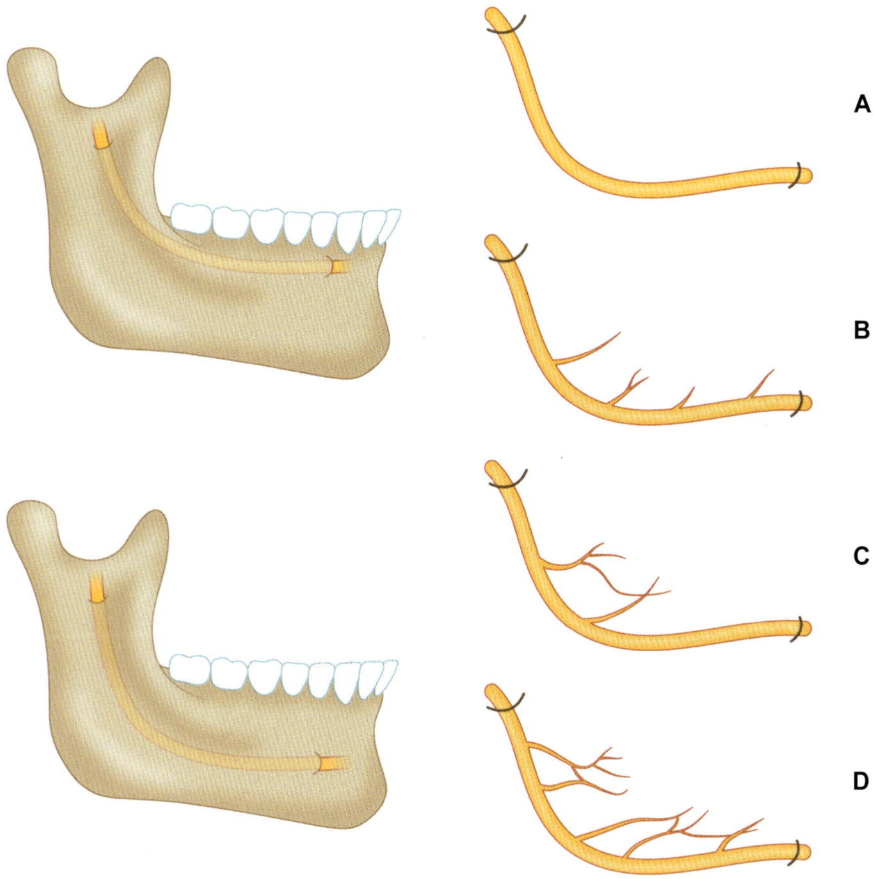

그림 28. Pattern of Intrabony IAN.

이러한 하치조신경의 신경총은 술전 방사선 평가로 그 존재를 평가하기가 어려우며, 하악관을 직접 침범하지 않는 임플란트 식립과 관련된 신경 손상과도 연관성이 있다고 여겨진다.

하악골 내 하치조신경의 정상적인 분지 및 신경총의 형성과 달리 매우 드물지만 하치조신경의 Bifid-mandibular canal 및 이와 관련된 부이공(Accessory mental foramen)의 존재와 같은 흥미로운 해부학적 변이에 대한 고려가 필요하다.

1973년 Patterson이 Lateral projection radiograph of the skull에서 확인한 Unilateral bifid mandibular canal with 2 mental foramen 증례를 보고한 이후로, Bifid-mandibular canal에 관한 많은 연구들이 보고되었다. 연구에 따라 Bifid mandibular canal의 발생률은 0.08%에서부터 0.9%에서부터 7%까지 다양하게 나타난다(그림 29).

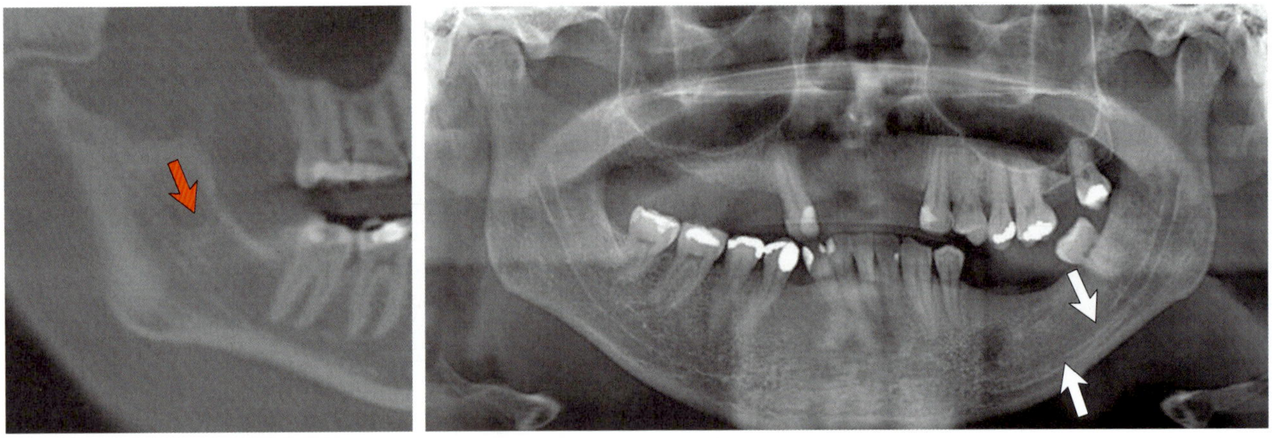

그림 29. Bifid mandibular canal.

이러한 연구들 중 Bifid mandibular canal과 관련된 부이공의 존재는 주목할 필요가 있다.

Naitoh(2009) 등은 CBCT를 이용하여 임플란트 식립을 위한 CBCT 촬영을 시행 받은 총 157명의 환자를 대상으로 부이공의 크기 및 위치에 관한 연구를 시행하였다.

총 157명의 환자 중 11명(7%, 양측 2명)에서 관찰된 15개의 부이공에 대한 크기 및 위치에 대한 분석에서, 총 15개의 부이공의 평균 넓이는 1.7±1.5mm^2, 이공의 크기는 7.5±4.0mm^2로 나타났으며, 부이공이 존재하는 이공의 크기는 부이공이 존재하지 않는 이공보다 대략 70% 감소하였으나 통계적인 유의성은 관찰되지 않았다. 부이공은 주로 이공의 후방 10mm 이내에 위치하였다(그림 30, 31).

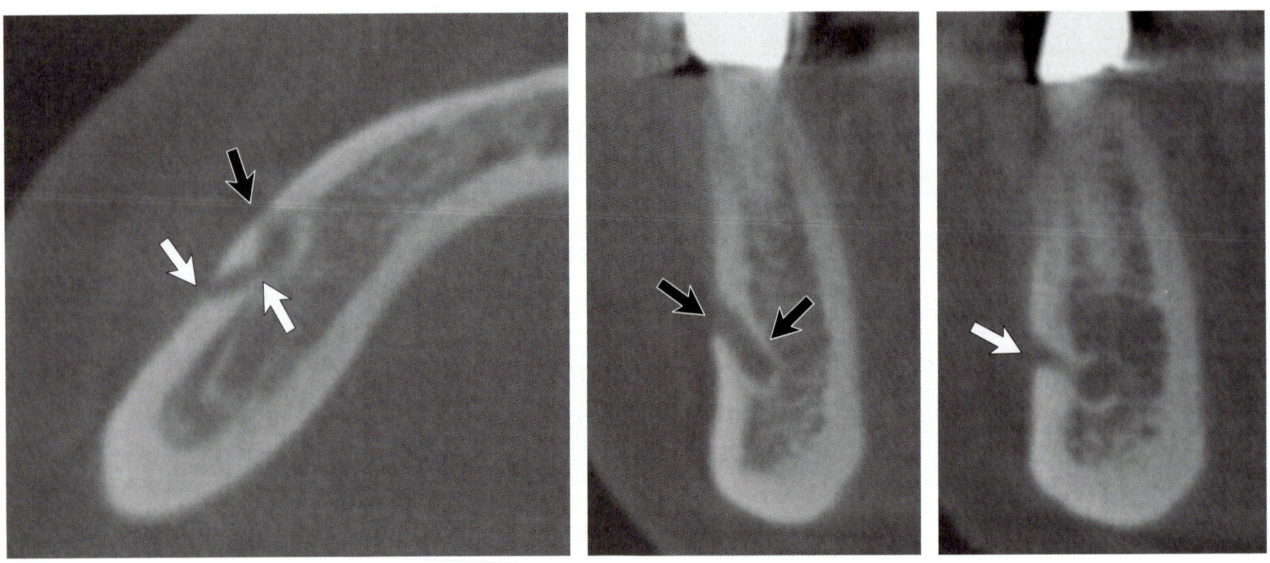

그림 30. Mental foramen(black arrow), Accessory mental foramen(white arrow).

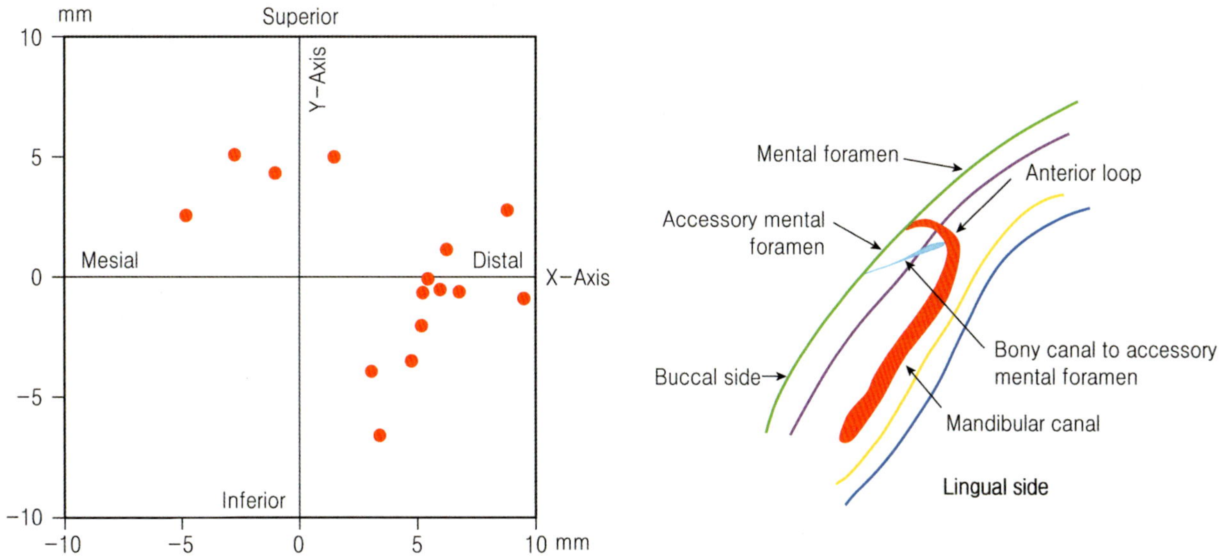

그림 31. Location of accessory mental foramen.

이들의 연구에서 부이공을 형성하는 모든 골성관은 Anterior loop of the mandibular canal과 이공 사이에서 Bifid되는 양상을 보였다. 이러한 부이공은 주로 중앙아시아인과 사하라사막 부근 아프리카인에서 호발하며, 우리와 인종적으로 유사한 일본인을 대상으로 대략 6.7~12.5% 정도 관찰된다고 보고되었다(Hanihara, 2001).

이러한 Bidif mandibular canal은 배아기 때 존재하는 전치, 소구치 및 대구치 부위에 분포하는 치아신경들이 하악관을 형성하는 막내골화 과정에서 불완전 유합에 의하여 발생되는 것으로 추정되며, 이공의 형성 시기보다 이신경의 분리가 먼저 발생한 경우 이러한 부이공이 형성된다고 추정되고 있다.

부이공을 통과한 신경들은 이신경과 유사하게 구각위 점막 및 피부, 하순 중앙 부위 점막에 분포하는 것으로 알려져 있다(Toh et al. 1992).

이러한 부이공은 일반적인 파노라마상에서 관찰이 매우 어려우며, CT 영상에서도 주의 깊게 관찰하지 않으면 주변 영양관과 구분하기 어려울 수 있다. 따라서 하악 이공 부위에 대한 임플란트 식립 및 외과적 시술(절개 및 피판 박리) 시 이미 잘 알려진 이공 전방의 Anterior loop of Mandibular canal에 대한 고려뿐만 아니라, 이공 후방 10mm 이내 부이공의 존재 가능성을 염두하여야 한다.

하악관 내에서 하치조신경은 동명의 정맥과 동맥 및 림프관과 밀접한 관계를 가지면서 주행한다. 이러한 하치조정맥, 동맥 및 신경의 하악관 내에서의 상대적인 위치 관계에 관한 다양한 의견을 보이는 연구들이 존재한다.

Wadu 등(1997)은 하악관 내에서 상방에서 하방으로 정맥, 동맥 및 신경 순으로 위치한다고 보고하였다.

Zoud 등(1993)은 하치조동맥은 대부분의 하악관 내에서 하치조신경 하방에 위치하다, 하악관의 원심부에서 하치조신경 상방에 위치하여 결국 하치조신경과 Plexus를 형성한다고 보고하였다.

Kim 등(2009)은 3차원으로 재구성한 10개의 하악관 내 혈관 및 신경에 관한 위치 관계 연구에서 모든 혈관들은 하치조신경 상방에 존재하였으며, 8증례에서 하치조동맥 및 정맥이 하치조신경 상방에 위치하고, 동맥이 정맥에 비해 설측에 존재하였으며, 2증례에서 동맥과 정맥이 하치조신경 협측에 존재한다고 보고하였다.

2014년 8개의 Hemi-mandible를 대상으로 하악관 내 하치조혈관들 및 신경의 상대적 위치를 평가한 Matani 등의 연구에서 하악관 내 혈관들은 신경보다 대부분 상방에 위치하나, 협설 위치 관계는 동일 하악관 내에서도 매우 다양하게 나타남을 보고하였다(그림 32).

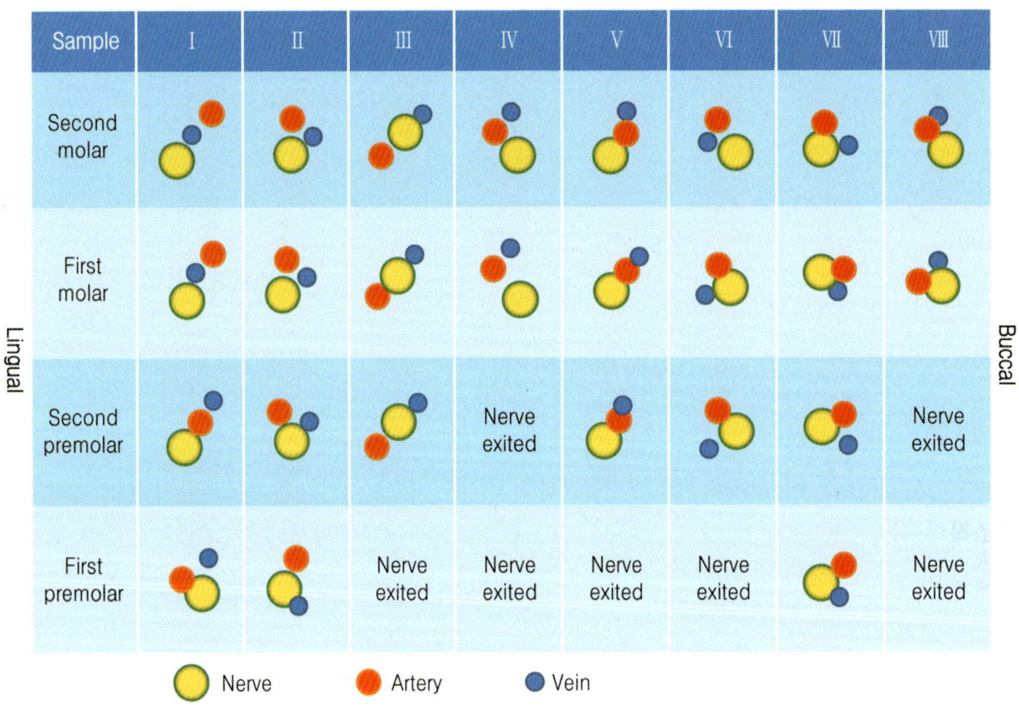

그림 32. The relative location of artery, vein and nerve in MC.

일반적으로 하악 임플란트 식립을 위한 골삭제 과정에서, 삭제된 골와동 내로의 심각한 출혈은 정맥의 손상에 기인하며, 이는 하악관을 침범한 소견으로 알려져 있다. 그러나 위의 연구들을 종합하여 볼 때 비록 하악관 내 하치조정맥 및 동맥이 신경의 상방에 위치한다 하더라도 개체마다 그리고 개체 내에서도 위치에 따라 다양한 협설 관계가 존재하므로, 식립 과정 중 골삭제와동 내로 심각한 출혈이 발생하지 않았다고 해서 하악관이 침범되지 않았다고 확신하기는 어렵다고 생각된다.

임플란트 시술과 관련된 신경 손상에서 또 다른 중요한 해부학적 변수는 하악관을 구성하는 주변골의 양상이다. 일반적으로 하악관은 치밀한 피질골로 둘러싸여 파노라마상에서 하얀 백선으로 나타난다고 알려져 있다. Schwartz 등(1987)은 CT를 이용한 임플란트 술전 평가에 관한 연구에서 하악관은 치밀한 피질골로 구성되어 있으며, Bi-cortical stabilization을 위해 이러한 하악관 피질골이 임플란트 식립에 이용되어야 한다고 주장하였다. 그러나 이들의 주장은 하치조신경 손상의 위험을 증가시키는 것으로 알려져 있다(Worthington, 2004).

실제 임상에서 술전 방사선 사진 평가에서 파노라마상의 하악관 상방 경계를 나타내는 하얀 백선의 존재를 확인하기 어려운 경우가 종종 발생하며, 이로 인해 술전 평가에 어려움을 일으킨다.

Peker 등(2008)은 6구의 무치악 사체, 총12개의 하악골을 대상으로 파노라마, Conventional tomogram, CT를 이용한 방사선 소견과 실제 사체 해부를 통해 직접 평가한 하악관의 위치를 비교한 연구에서, 파노라마의 경우 19.4%, Conventional tomogram 13.9%에서 하악관의 위치를 평가할 수 없었다고 보고하였다.

이러한 점들을 고려해 볼 때 실제 하악관을 둘러싸고 있는 골조직에 대한 정확한 평가가 필요함을 알 수 있다.

1997년 사람의 하치조신경의 형태학적 다양성을 평가한 Wadu 등(1997)의 연구에서, 해부학적 소견과 방사선 소견 간의 일관성이 관찰되지 않았으며, 해부소견에서 비록 하치조신경 혈관계가 골조직으로 둘러 싸여져 있었으나 골성관(Bony tube) 내에 위치하지 않았으며, 골성관 또한 피질골을 나타내지 않았다고 보고하였다. 또한 방사선상 연속적인 골성 경계를 보이는 구조물도 실제 해부 소견에서 Cribriform으로 나타났다고 보고하였다. 결국 하악관을 구성하는 골조직의 골소주가 비교적 작고 일정한 형태를 가지는 경우 방사선 불투과성의 선명한 하악관 경계를 가지는 방사선 소견을 나타내며, 골소주의 크기가 증가하고 불규칙한 형태를 가지면, Cribirform 형태의 방사선 소견을 나타내거나, 아니면 방사선상으로 명확한 경계를 확인할 수 없다고 보고했다.

이와 유사한 목적으로 CT를 이용한 연구가 존재한다. Basa 등(2011)은 총 99명의 환자를 대상으로 촬영된 CT를 분석하여 소구치 및 하악관 주변 골조직의 두께 및 Hounsfield unit(HU, -1,000 HU air, +3,000 HU Enamel/dentin)을 이용한 골밀도를 측정하였다.

소구치 및 대구치 주변 하악관 골조직의 두께는 각각 0.8717±0.1818mm, 0.8556±0.1756mm로 나타났으며, 소구치 및 대구치 주변 골밀도는 각각 649.18±241.42 HU, 584.44±222.73 HU로 나타났다. 이들의 연구에서, 하악관 주변의 골은 Misch's classification의 D3(375-750 HU)

에 해당하므로 임플란트 식립을 위한 와동 형성에 사용되는 드릴에 의해 쉽게 천공될 수 있다고 결론 내렸다.

이러한 연구들을 종합하여 볼 때 하악관은 치밀한 피질골로 구성되었다고 추정하기 어려우며, 실제 골삭제 과정에서 쉽게 침범될 수 있다. 또한, 하악관에 대한 직접적인 침습이 이루어지지 않았다 하더라도 하악관과 근접한 임플란트 와동 형성에 의한 염증 반응의 산물 및 출혈 등이 Cribriform 형태의 하악관 경계를 통과하여 하치조신경에 간접적인 손상을 일으킬 수 있다고 판단된다.

2) 임플란트 식립과 관련된 신경 손상의 위험 인자

임플란트 식립과 관련된 신경 손상은 대부분 골삭제를 위한 드릴링 과정 및 Fixture 식립 시 발생하는 직접적인 손상(하악관 침범) 및 시술 후 발생하는 간접적인 손상(염증 반응, 출혈 및 혈종, 골삭제편의 함입 등)에 의해 발생한다.

(1) 드릴 및 Fixture에 의한 직접적인 하치조신경 손상

골삭제를 위한 드릴은 그에 상응하는 Fixture의 길이보다 항상 길다('y dimension'). 따라서 술전 평가에서 하악골의 수직골량을 충분히 확보할 수 없어 임플란트를 하악관과 비교적 근접하여 식립해야 될 경우 이러한 요소들은 반드시 고려되어야 한다.

그러므로 임플란트 식립 후 촬영된 파노라마와 같은 2차원 영상에서 Fixture가 하악관을 침범한 소견을 보이지 않는다 하더라도 드릴에 의한 하악관 침범을 완전히 배제할 수 없다(그림 33).

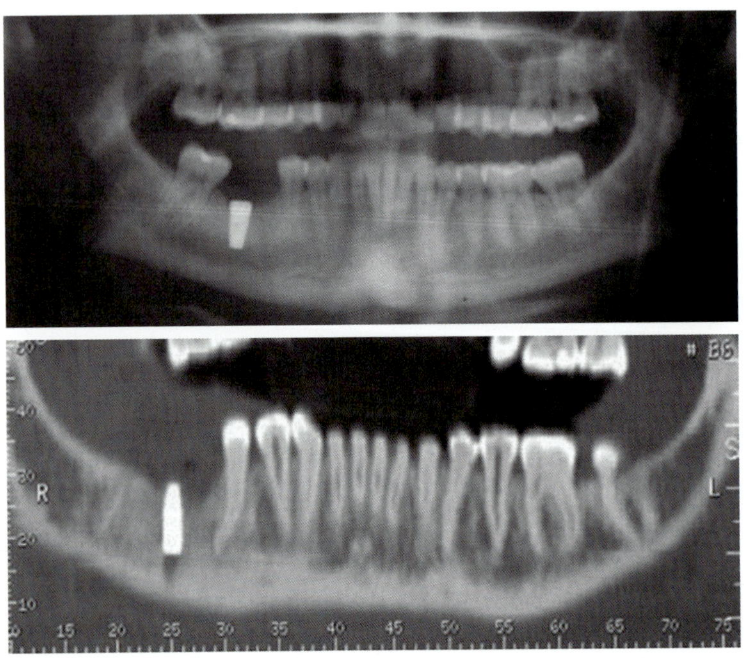

그림 33. Comparison between panorama and CT.

또한 이미 언급한 바와 같이 하악관의 경계는 치밀한 피질골로 구성되었다고 보기 어려우며, 따라서 골삭제를 위한 드릴링에 충분한 저항을 갖지 못하여 Drill slippage에 의한 신경 손상이 발생할 수 있다. 이러한 골삭제 과정에서의 Over-preparation 및 하악관 주변 골질의 약한 저항성 등의 결과로 Fixture 또한 하악관을 침범할 수 있다(그림 34).

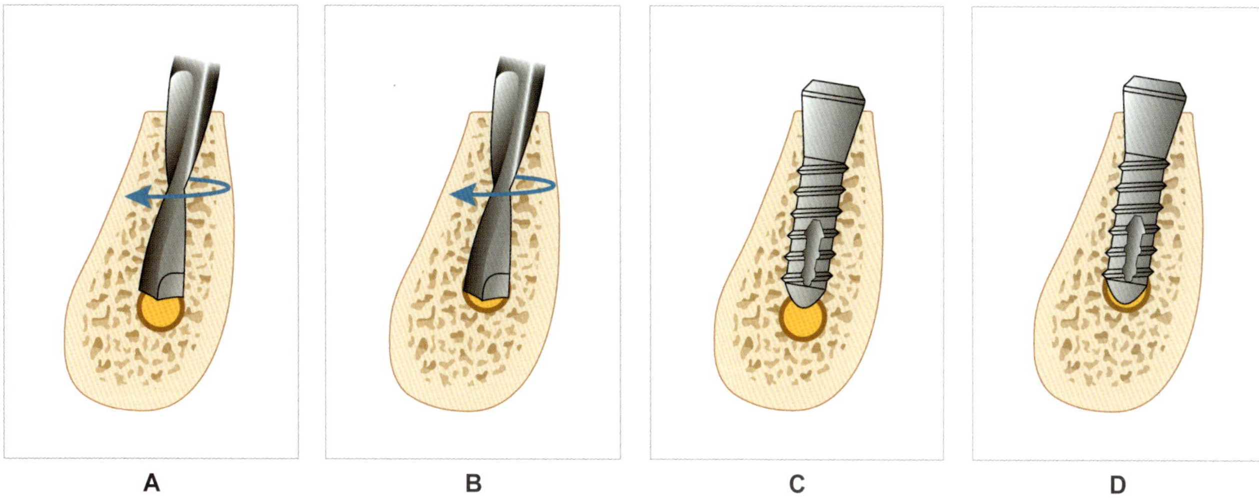

그림 34. Direct trauma by drill and fixture to IAN.

(2) 임플란트 식립과 관련된 간접적인 하치조신경 손상

임플란트 식립 과정에서 드릴 또는 Fixture에 의한 직접적인 하치조신경 손상이 발생한 경우 술자도 시술에 대한 책임을 어느 정도 수긍할 수 있다. 그러나 술후 CT를 포함한 방사선 평가에서 하악관 침습 소견을 보이지 않으나 환자가 신경 손상의 증상을 호소하는 경우 술자의 입장에서는 매우 당황스러울 수 있다.

이러한 경우 환자에게 발생한 신경 손상의 증상들을 단순히 환자의 책임(2차 이득 등)으로 묻는다면 적절한 대처에 의한 증상의 개선을 도모할 시기를 놓치게 되고, 결국 의사-환자 간의 신뢰 관계는 더욱 악화될 수밖에 없다.

외과적 시술은 필연적으로 주변조직의 염증 반응 등과 같은 생체의 반응을 반드시 일으킨다. 따라서 시술이 생체 내에서 이루어지는 한 주변 조직의 반응은 얼마든지 영향을 미칠 수 있다.

손상에 대한 신경의 반응 및 미시해부학에서 언급한 바와 같이(Nervi nervorum etc), 신경에 직접적인 손상이 가해지지 않는다 하더라도 신경 손상의 증상은 얼마든지 발생할 수 있다.

임플란트 식립 과정에서 발생하는 염증 삼출물, 출혈 및 혈종, 골삭제편의 함입, 골삭제와 관련된 열손상 등은 인접한 하치조신경에 영향을 미친다(그림 35).

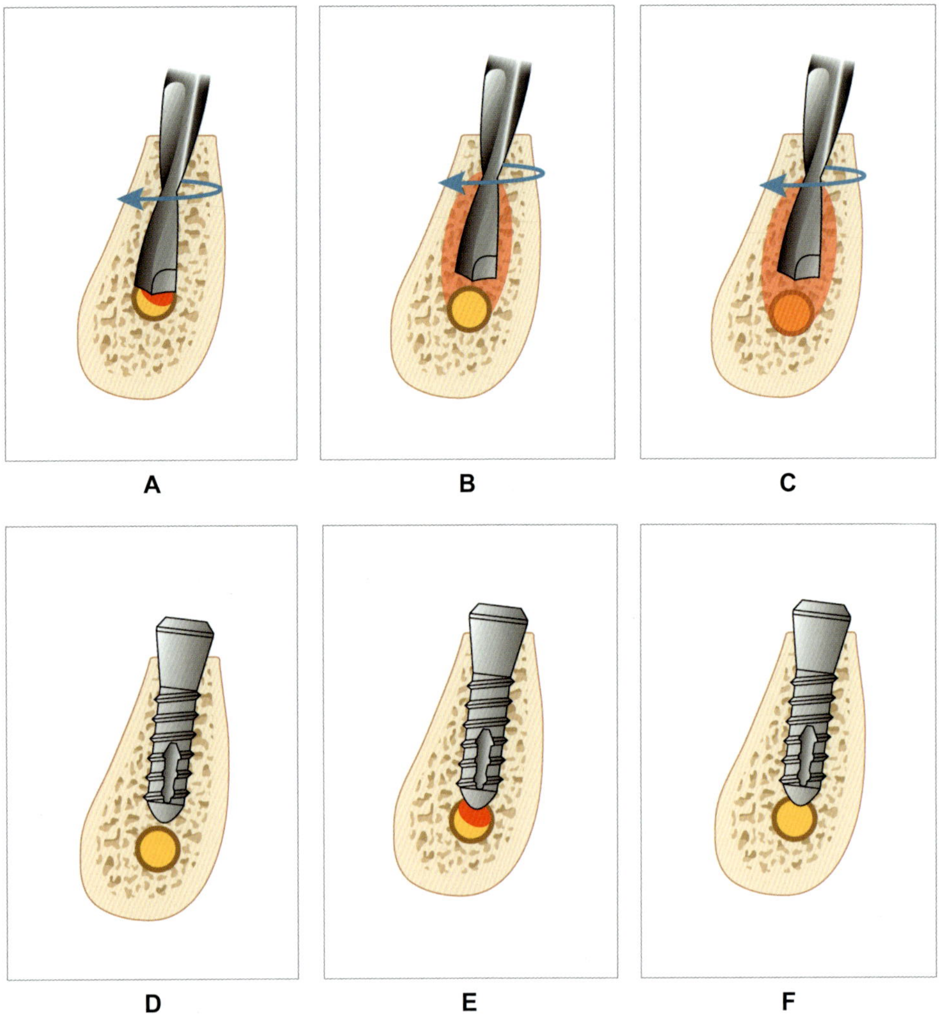

그림 35. Indirect trauma by drill and fixture to IAN.

Fixture 식립을 위해 형성된 골와동의 직경은 식립되는 Fixture의 직경보다 항상 작다. 따라서 Fixture 식립 과정에서 골와동과 Fixture 사이에 압착(Compaction)이 발생하고, 이러한 압착은 골와동 내에 존재하는 출혈 및 골삭제편을 하악관 방향으로 밀어내는 Fixture의 피스톤 작용을 일으킨다. 앞서 언급한 것처럼 하악관을 둘러싸는 골조직은 피질골만큼 치밀하지 못하고, Cribiriform을 가지므로 이러한 구조적 취약성이 더해지면 하악관 내로의 출혈, 골삭제편의 함입을 피할 수 없다. 이러한 간접적인 손상은 결국 하치조신경을 압박(Compression)하고, 염증 반응 및 신경 부종을 야기한다(그림 36).

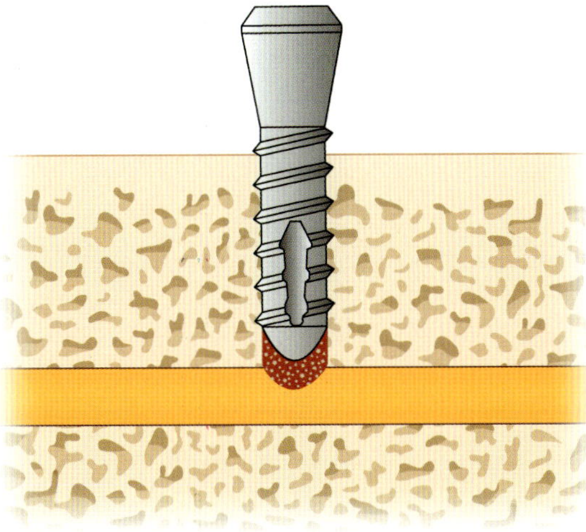

그림 36. Piston effect of fixture.

이러한 간접적인 신경 손상은 신경조직 자체의 해부학적 연속성을 파괴하는 직접적인 신경 손상에 비해 그 예후는 좋을 수 있다. 그러나 간접적인 신경 손상이 발생한 초기에 적절한 치료가 이루어지지 않는다면 영구적인 신경 손상으로 진행될 가능성을 배제할 수 없다.

따라서 간접적인 손상에 의해서도 신경 손상이 발생할 수 있다는 사실을 반드시 기억해야 하며, 간접적인 신경 손상 직후 적절한 치료를 시행하여 영구적인 신경 손상으로의 진행을 방지하고 신경 손상 증상의 조기의 개선을 도모하는 것이 신경 손상에 대한 보존적 치료의 핵심이라고 볼 수 있다.

VII 의원성 신경 손상에 대한 평가

치과치료 후 의원성 신경 손상이 발생하면 손상된 감각의 양상 그리고 손상 부위의 확인 및 그 범위에 대한 기록이 필요하다. 임상 사진이나 도식화된 그림으로 손상 정도를 기록하여 시간의 경과 및 치료에 따른 신경 손상 증상의 변화 여부를 비교하는 데 사용된다.

1. 신경 손상의 증상을 기술하는 용어

신경 손상 발생 후 그 증상을 표현하는 기술학적 용어들이 존재한다. 그러나 이러한 기술학적 용어를 사용하는 데 있어 저자 또는 연구마다 일관된 기준 없이 다양한 의미로 사용되거나 잘못 사용되는 경우도 많아서 임상가들에게 많은 혼란을 초래하는 것도 사실이다. 따라서 가능한 용어의 정의를 통일화하여 일관되게 사용하는 것이 중요하다.

신경병성 통증 및 신경 손상의 증상을 정의하는 기술학적 용어는 가능한 IASP Taxonomy를 따르는 것이 좋다. 2012년에 IASP는 'Pain Terms, A Current List with Definitions and Notes on Usage'를 다시 정의하였으며, 이들 중 신경 손상의 증상을 기술하는 용어는 아래 표와 같다(표 8).

표 8. Pain terms by IASP(2012)

Pain	An unpleasant sensory and emotional experience associated with actual or potential tissue damage, or described in terms of such damage.
Hyperpathia	Increased sensitivity to stimulation, excluding the special senses.
Allodynia	Pain due to a stimulus that does not normally provoke pain.
Hyperalgesia	Increased pain from a stimulus that normally provokes pain.
Hypoalgesia	Diminished pain in response to a normally painful stimulus.
Paresthesia	An abnormal sensation, whether spontaneous or evoked.
Dysesthesia	An unpleasant abnormal sensation, whether spontaneous or evoked
Hyperesthesia	Increased sensitivity to stimulation, excluding the special senses.
Hyperesthesia	Decreased sensitivity to stimulation, excluding the special senses.
Anesthesia	

위의 정의에서 특기할 점은 소위 '무감각'으로 일컬어지던 'Anesthesia'의 정의가 삭제된 점이다.

'무감각'은 일반 감각 및 통증뿐만 아니라 신경 손상이 발생한 조직의 존재조차 인지되지 않는 상황을 의미하므로 실제 무감각이 발생한 조직은 '인체 내의 빈 공간'으로 표현되어야 한다. 그러나 신경이 완전히 절단된 경우라 하더라도 이러한 '인체 내 빈 공간'과 같은 증상은 실제로 일어나지 않으므로 2012년 IASP 기준으로 볼 때 그 동안 '무감각'으로 알려졌던 임상적 상황은 '심한 저감각(Severe hypoesthesia)'으로 표현되어야 한다.

위의 표에 열거된 용어 중 'Hyperpathia', 'Allodynia', 'Hyperalgesia', 'Hypoalgesia'는 신경 손상에 의해 손상된 신경 분지 영역의 '통증'과 관련되어 사용되는 용어들이다.

신경 손상 이후 손상된 신경의 분지 영역에 정상 감각이 아닌 비정상적인 감각이 발생한 경우 'Paresthesia'로 표현한다. 이 Paresthesia에는 과감각을 뜻하는 'Hyperesthesia'와 저감각을 뜻하는 'Hypoesthesia'가 있다.

비정상인 감각이 환자로 하여금 불쾌한(Unpleasant) 느낌을 일으킨다면 'Dysesthesia'로 표현한다.

'Dysesthesia'는 다른 용어들에 비해 환자의 주관적인 정서가 더 많이 반영된 표현으로 'Paresthesia'와 명확한 구분이 어려울 수도 있다.

위에서 기술한 용어들은 학술적 연구 또는 평가를 위해 알아둘 필요가 있을 뿐 실제 임상적 상황에서 환자의 증상을 기술하는 데 한계가 있고, 특히 우리나라처럼 용언과 사투리가 발달한 경우 그 임상적 적용에 한계가 있다. 임상적 상황에서는 위의 기술학적 용어를 사용하기보다는 가능한 한 환자의 말하는 표현 그대로 기록하고 이러한 표현이 어떠한 상황을 의미하는지 문진을 통하여 알아내는 것이 중요하다.

신경 손상 후 발생한 증상의 양상에 따라 항우울제 또는 항뇌전증약물(Anti-epileptic drug) 치료가 결정된다. 일반적으로 신경은 생체 전기 신호를 전달하는 단순한 전선으로 생각하는 경우가 많다.

따라서 감각신경의 손상은 '저감각' 같은 음성 증상만 일으킨다고 착각하기 쉽다.

그러나 감각신경은 단순한 전선이 아닌 활발한 합성 작용이 가능한 세포체(Cell body)를 가진 생명체로 인식되어야 한다.

신경 손상 후 그 회복 과정에서 손상된 신경세포뿐만 아니라 신경계에는 많은 생리적, 해부학적 및 생화학적 변화가 발생한다. 이러한 과정에서 단순한 전기적 신호의 단절과 같은 음성 증상뿐만 아니라, 과감각 또는 신경병성 통증과 같은 양성 증상도 발생한다.

이러한 손상 후 회복 과정에서 발생한 음성 증상 또는 양성 증상의 존재 여부는 항우울제 또는 항뇌전증약물의 사용에 중요한 근거가 된다.

자세한 내용은 신경 손상의 약물치료에서 이러한 점을 좀 더 다루고자 한다.

환자가 말하는 증상이 '감각이 둔하다' 등과 같은 음성 증상을 의미하는지, '만지면 찌릿하다' 등과 같은 양성 증상을 의미하는지 파악하여야 한다. 신경 손상에 의한 통증은 양성 증상으로 평가하지만, 통증은 음성 증상이 존재하는 경우라도 이와 상관없이 얼마든지 발생할 수 있음을 주의해야 한다.

이러한 예로 'Anesthesia Dolorosa'를 들 수 있다. Anesthesia Dolorosa는 매우 심한 저감각(Anesthesia)이 발생한 영역에 발생하는 통증을 의미하므로, 통증은 양성 증상 또는 음성 증상 존재와 상관없이 발생할 수 있음을 항상 기억해야 한다.

간혹 환자가 저감각을 호소하는 경우 탐침 또는 주사침으로 통증 유발 자극을 일으켜 통증 반응이 존재한다고 해서 환자가 거짓 증상을 말한다고 착각하는 임상가들이 있다. 신경에는 다양한 신호를 전달하는 구성 성분들이 존재하고 그 구성 성분의 손상에 따라 다양한 증상이 발생한다.

손상에 의해 일반 체성감각을 담당하는 굵은 A-beta 섬유가 손상되고, 유해수용성 자극을 전달하는 가는 직경의 A-delta 및 C 섬유가 건전할 경우 저감각 상태라도 얼마든지 통증 유발 자극에 의해 통증을 호소할 수 있다.

환자들은 신경 손상 후 발생한 증상을 아래와 같이 표현하는 경우가 많다.

따라서 아래의 표 9를 참고하여 신경 손상 후 발생한 증상을 구분하는 것이 좋을 것 같다.

표 9. 신경 손상의 음성 증상과 양성 증상

Negative symptoms	Positive symptoms
• 감각이 둔하다. • 마취가 덜 풀린 느낌이다. • 입술이 부은 느낌이다. • 음식이 묻어도 모른다. • 음식이 흐른다.	• 아프다. • 전기가 오는 듯하다. • 찌릿하다. • 화끈거린다. • 매운 음식을 먹은 느낌이다. • 세수하거나 바람을 불면 시리다.

2. Clinical neurosensory test: 신경 손상의 증상 확인 및 그 범위의 기록

환자와의 문진을 통하여 파악된 신경 손상의 증상을 간단한 임상 검사를 통하여 신경 손상의 양상과 범위를 기록하는 과정이다. 이러한 임상 검사는 신경 손상의 존재를 확인하고 이를 기록함으로써 이후에 이루어지는 신경 손상에 대한 치료 반응을 평가하거나, 손상의 회복 진행 과정을 비교하는 자료로 활용된다.

Essick(1992), Zuniga(1992, 1998, 2007) 및 Misch(2010)뿐만 아니라 많은 수의 다양한 연구자들에 의해 신경 손상의 양상을 평가하는 방법들이 제안되었다. 이들에 의해 소개된 방법들은 필요에 따라 특별히 고안된 도구 또는 기구가 필요하며, 시간 소모가 많고 검사자의 경험에 따라 검사 결과가 다양하게 나타날 수 있다. 물론 이러한 임상 검사만으로 신경 손상의 정확한 진단이 이루어지는 것은 아니다. 따라서 개원가에서 이루어지는 신경 손상에 대한 임상 검사는 보다 간단한 방법으로 그 정도와 범위를 기록하는 데 의의를 두는 것이 좋다.

2004년 European Federation of Neurological Societies(EFNS)에서 제안한 'EFNS guidelines on neuropathic pain assessment'는 감각의 종류에 따른 신경 기능을 평가하는 방법을 임상 수준에서 평가하는 방법(Clinical testing), 정량화된 도구를 사용하여 평가하는 방법(Quantitative tensory testing, QST), 실험실 수준의 검사 방법(Laboratory testing)에 관하여 소개하고 있다(표 10 참조).

이들 중 임상 수준에서 평가하는 방법이 개원가에 추천된다.

표 10. Summary of choice methods of assessing nerve function per sensation

Fibres	Sensation	Testing		
		Clinical	QST	Laboratory
Aβ	Touch	Piece of cotton wood	von Frey filaments	Nerve conduction studies, SEPs
	Vibration	Tuning fork(128Hz)	Vibrameter[a]	〃
Aδ	Pinprick, sharp pain	Wooden cocktail stick	Weighted needles	Nociceptive reflexes, LEPs
	Cold	Thermorollers	Thermotest[b]	–
C	Warmth	Thermorollers	Thermotest[b]	LEPs
	Burning	–	Thermotest[b]	〃

[a]Or other device providing graded vibratory stimuli;
[b]Or other device providing graded thermal stimuli;
OST: quantitative sensory testing;
SEP: somatosensory-evoked potentials;
LEP: laser-evoked potentials.

치과 개원가에서 발생하는 대부분의 의원성 신경 손상은 편측으로 발생한다. 따라서 신경 손상의 증상이 발생한 부위와 반대측 정상 감각이 존재하는 부위를 동시에 자극하여 이를 비교하는 것이 도움이 된다. 저자는 일반 체성감각(A-beta fiber)의 평가를 위해 면봉을 이용한 'Touch sensation'의 방법과, 유해수용성 감각을 전달하는 가는 직경의 신경섬유(A-delta & C fiber)를 평가하기 위해 냉수와 온수를 적신 치경 손잡이를 이용한 'Cold and Warmth sensation' 이 두 가지를 주로 이용한다. 기타 날카로운 주사바늘이나 탐침으로 'Sharp pain'을 일으켜 A-delta fiber의 기능을 평가할 수도 있으나, 의원성 신경 손상에 의해 심기가 불편해진 환자를 자극하는 경우도 있으므로 환자에 따라 술자가 판단해서 결정하는 것이 좋을 듯하다.

위에서 열거한 간단한 임상 검사를 통하여 신경 손상의 증상이 발생한 부위와 정상 감각이 존재하는 부위를 구분하여 환자의 피부나 점막에 표시(Mapping)하고 이를 가능한 임상 사진으로 기록하는 것이 좋다. 이러한 임상 검사는 신경 손상을 인지한 당일, 손상 후 2주, 손상 후 1개월, 손상 후 3개월, 손상 후 6개월, 손상 후 9개월 순으로 스케줄을 정한다.

신경 손상의 개선을 위해 약물이 투여되거나 다른 약물로 변경하는 경우 환자의 주관적 증상 개선도에 따라 추가로 실시한다.

너무 빈번한 신경 손상에 대한 임상 검사는 환자에게 불편감을 줄 수도 있으므로 검사 전 환자에게 상황에 대한 자세한 설명과 동의가 필요함을 반드시 기억해야 한다.

Ⅷ 의원성 신경 손상에 대한 치료

의원성 신경 손상에 대한 치료는 크게 약물치료 또는 물리치료와 같은 보존적 치료와 외과적 수술 두 가지로 구성된다.

의원성 신경 손상에 대한 외과적 수술은 치과 개원가에서 감당할 수 있는 수준이 아니므로 약물치료 및 물리치료에 관하여 주로 기술하고, 외과적 수술을 위한 적절한 의뢰 시기에 관하여 기술하고자 한다.

1. 의원성 신경 손상에 대한 치료

의원성 신경 손상에 대한 약물치료는 크게 두 단계로 나눌 수 있다.

첫째, 외과적 시술 후 일반적인 염증성 단계 내에서 이루어지는 'Initial stage of management'와 염증성 단계를 포함한 신경조직의 변성(Wallerian degeneration) 후, 재생(Regeneration) 과정 중에 발생하는 여러 가지 증상에 대한 'Post-inflammation stage of management'로 나눌 수 있다.

1) Initial stage of management

외과적 시술 중 또는 직후 예기치 않은 기구조작에 의한 신경 손상이 예상되거나 시술 후 신경 손상의 증상이 인지된 경우 신경조직에 대한 'Decompression'이 가능한 한 빨리 이루어져야 한다(그림 37).

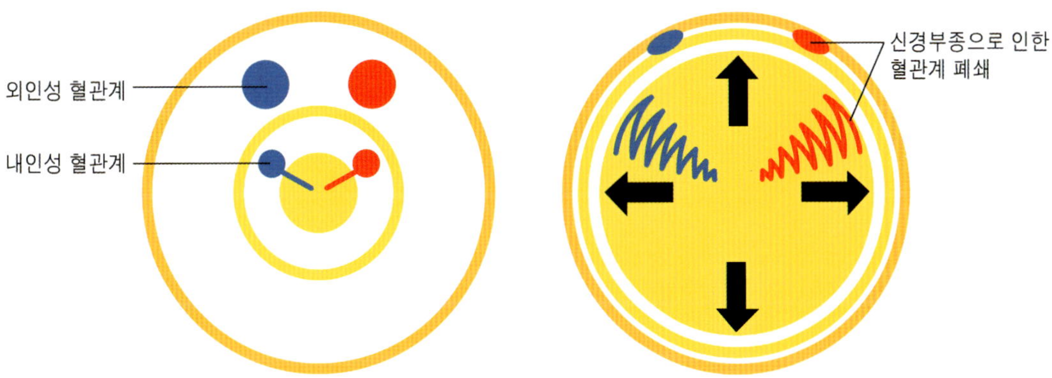

그림 37. Schematic presentation of nerve edema and relative compression in bony canal.

'Decompression'은 말 그대로 신경조직의 염증성 변화 또는 주위 조직의 혈종 및 염증성 변화에 의한 신경조직에 가해지는 압력(Compression)을 감소시키는 것을 의미한다.

이러한 'Decompression'은 '기계적 감압(Mechanical decompression)'과 '화학적 감압(Chemical decompression)'으로 이루어진다.

Mechanical decompression은 식립된 임플란트 Fixture가 하치조신경관(IAC)을 침범 또는 근접한 경우에 가능한 한 빨리 Fixture를 제거함으로써 이루어진다. Fixture가 제거된 골와동을 통하여 혈 및 염증성 산물의 이동을 꾀할 수 있다.

Fixture를 제거한 후 형성된 골와동은 생리식염수로 깨끗이 세척한 후 점막을 일차 봉합한다. Fixture가 제거된 골와동 내에 골이식재 등과 같은 이식재를 절대로 사용하지 않는 것이 중요하다.

Chemical decompression은 항염증 작용을 가진 코티코스테로이드를 투여하여 이루어진다.

손상을 받은 신경조직은 염증성 변화를 일으키며, 이로 인한 염증성 산물에 의한 자극 및 부종에 의해 손상이 가속화된다. 특히 안면신경과 하치조신경처럼 골성관(Bony canal)을 주행하는 신경에서 코티코스테로이드의 투여를 통한 신경조직의 부종 감소는 매우 중요한 의미를 가진다.

골성관을 주행하는 신경의 경우 신경조직에 발생한 부종에 의해 신경에 영양을 공급하는 혈관이 골성관 내에서 압박되어 결국 신경조직으로 영양을 공급하는 혈류의 감소 및 차단에 의해 단순한 신경 손상이 영구 손상으로 진행될 수 있다. 따라서 골성관을 주행하는 신경의 손상이 예상되거나 인지된 순간 가능한 한 빨리 적정량의 코티코스테로이드를 투여하여 신경조직의 부종을 최소화하는 것이 무엇보다 중요하다.

(1) 코티코스테로이드 사용의 실제

치과 개원가에서 코티코스테로이드는 주사제와 경구복용 두 가지로 이용될 수 있다.

① 덱사메타손 주사제

주사제의 구입 및 보관 등에 별 다른 구애를 받지 않고 외과적 시술이 비교적 많이 이루어지는 개원가라면 코티코스테로이드 주사제의 구입을 추천한다.

코티코스테로이드 주사제는 주로 덱사메타손(Dexametasone)이 이용된다. 주사제는 경구복용에 비해 빠른 시간 내에 혈중 치료 농도의 도달이 가능하며, 국소적 적용이 가능하다는 장점이 있다. Mechanical decompression을 위해 Fixture를 제거한 경우 골와동 내로 덱사메타손 주사제를 몇 방울 떨어뜨려 국소적으로 적용하는 것도 매우 유용하다.

② 경구복용 코티코스테로이드

대부분 치과 개원가에서 이루어지는 약물치료는 경구투여로 이루어진다.

다른 약물과 마찬가지로 환자에게 투여되는 약물은 기대하는 효능 이외에 약물이 가지는 부작용 등이 고려되어야 한다.

코티코스테로이드와 같이 고용량 또는 장기 처방되었을 때 신체 전반에 걸친 다양한 부작용이 예상되는 경우에는 그 사용에 많은 주의가 필요하다.

따라서 코티코스테로이드 경구투여로 기대할 수 있는 효능만큼 이러한 약물에 의해 유발될 수 있는 부작용을 최소화하는 방법이 반드시 강구되어야 한다.

신경 손상의 치료에 사용되는 고용량의 코티코스테로이드를 단기간 사용할 때 가장 중요한 고려사항은 내인성 코티솔의 분비에 관여하는 HPA(Hypothalamus-Pituitary gland-Adrenal cortex axis)의 억제를 최소화하는 것이다(그림 38).

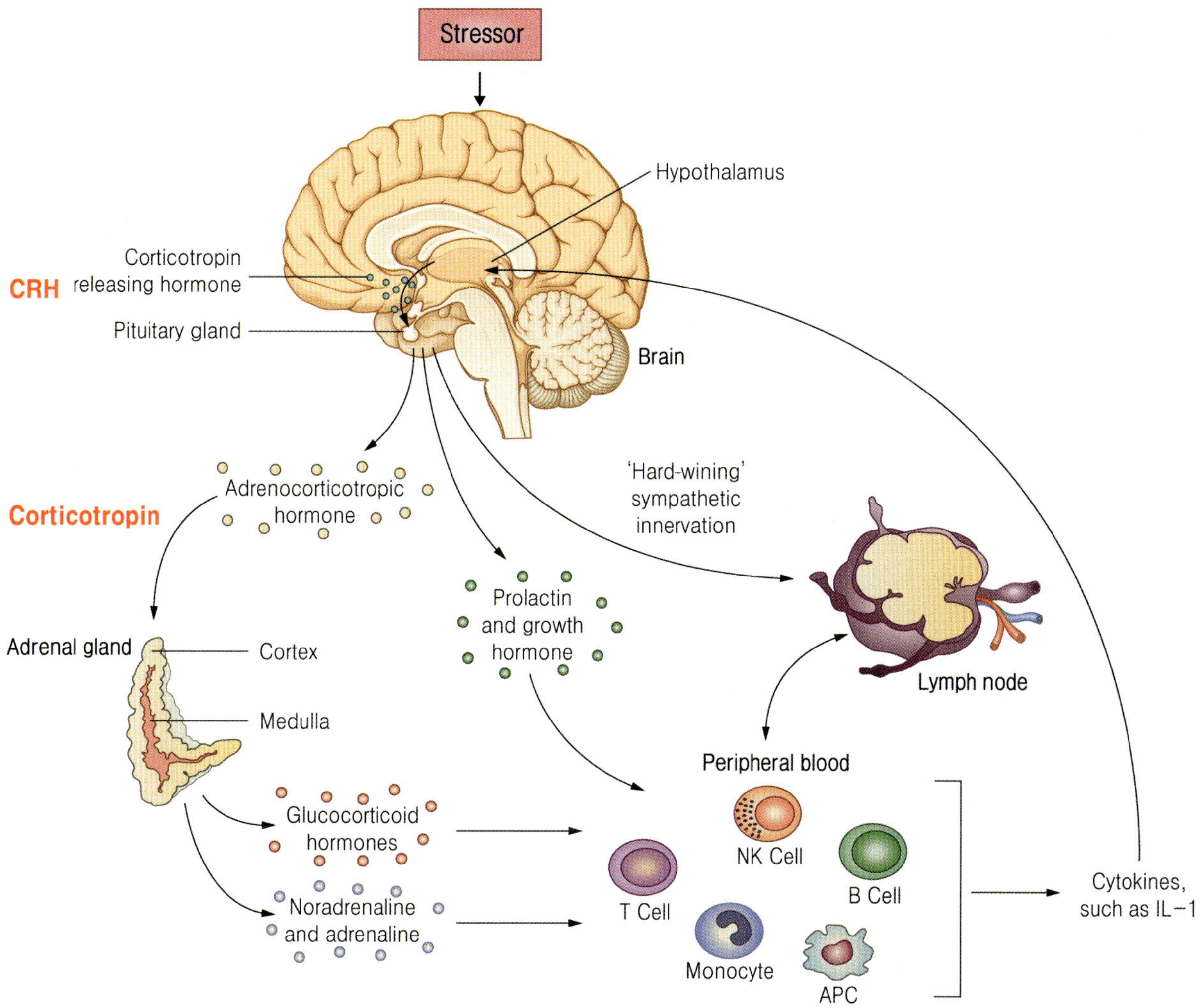

그림 38. HPA axis.

따라서 외인성 코티코스테로이드의 투여로 인한 HPA axis의 억제를 최소화하기 위해 다음의 고려사항이 필요하다.

'3H' for Oral Corticosteroids

- How much dose?
- How long?
- How to prescribe?

■ How much dose?

신경 손상 직후 코티코스테로이드의 사용 목적은 신경의 부종을 감소시키는 데 있다. 따라서 이러한 부종의 감소를 위해 가능한 충분한 양을 투여하는 것이 좋다. 일반적으로 특정 질환에 대한 코티코스테로이드의 투여 용량은 대부분 경험적으로 정해진 경우가 많다. 따라서 의과 영역에서 신경 손상과 관련되어 사용되는 코티코스테로이드 용량을 치과의 의원성 신경 손상에 적용하는 것이 바람직하다. 의과 영역에서 주로 다루는 말초의 신경 손상 증례 중 하치조신경의 손상과 관련한 코티코스테로이드 투여용량을 결정하는 데 있어 가장 참고가 되는 질환은 안면신경마비(Bell's palsy)로 판단된다.

물론 안면신경마비는 주로 특발성으로 발생하는 경우가 많아서 주로 외상에 의해 발생하는 하치조신경의 손상과 그 발병 원인에서는 차이가 있으나, 두 신경 모두 다 골성관을 통과하는 중요한 말초신경으로 그 발병 원인과 상관없이 신경 부종 발생 시 코티코스테로이드 투여를 통한 Decompression이 중요한 의미를 가진다는 점에서 안면신경마비에 사용되는 코티코스테로이드의 용량을 참고하는 것이 바람직하다.

안면신경마비 발생 시 일반적으로 투여하는 코티코스테로이드 용량은 프레드니솔론(Predisolone) 기준 60mg/day로 이를 특정 기간 내에 약물의 용량을 서서히 줄이는 방법(Tapering)을 사용 한다. 이러한 코티코스테로이드 용량은 하치조신경 손상에서의 코티코스테로이드 사용량의 결정에 중요한 단서를 제공하여 준다.

또한 Misch 등(2010)은 "Mandibular Nerve Neurosensory Impairment After Dental Implant Surgery: Management and Protocol"에서 신경 손상 발생 시 덱사메타손 기준 8~12mg/day의 사용을 추천하고 있다.

다음의 표 11에서 프레드리솔론과 덱사메타손의 Equivalent dose 및 Equivalent anti-inflammatory dose를 고려하여 덱사메타손의 용량을 프레드니솔론으로 환산하면, 덱사메타손 8~12mg/day는 Equivalent dose: 프레드니솔론 52~78mg/day, Equivalent anti-inflammatory dose: 프레드니솔론 60~90mg/day에 해당한다(표 11).

표 11. 코르티코스테로이드 역가 결정

	Equivalent Dose (mg)	Equivalent Anti-inflammatory Dose(mg)	Duration of action(hrs)
Hydrocortisone	26	1	8~12
Prednisolone	6.5	4	12~36
Methyprednisolone	5.5	5	12~36
Dexamethasone	1	30	36~54

Benoliel 등은(2008) 그들의 저서 "Orofacial Pain & Headache"에서 신경염(Neuritis)에 의한 신경 손상의 치료를 위해 프레드리솔론 40~60m/day 또는 덱사메타손 12mg/day를 시작으로 Tapering을 권유하고 있다.

따라서 여러 가지 의견을 종합해 볼 때 하치조신경 손상의 부종을 최소화하기 위한 코티코스테로이드 용량은 프레드니솔론 기준으로 60mg/day, 덱사메타손 기준 8mg/day를 시작으로 Tapering하는 것이 타당한 것으로 생각된다.

■ How long?

위의 여러 가지 의견을 종합하여 신경 손상을 위한 코티코스테로이드 용량이 결정되었다면 이를 얼마 동안 투여할 것인가? 하는 것도 중요한 문제이다.

이러한 코티코스테로이드의 투여 기간은 그 사용 목적과 부신 억제를 최소화하기 위한 방법을 고려하면 쉽게 결정할 수 있다.

신경 손상에서의 코티코스테로이드의 사용 목적은 손상에 의한 신경의 염증성 변화로 발생하는 부종의 감소에 있다. 따라서 코티코스테로이드의 투여 기간은 신경 손상에 의한 염증성 변화가 일어나는 시기를 반드시 커버해야 한다. 일반적으로 염증성 변화는 조직 손상 후 4~6일 정도 지속되는 것으로 알려져 있다. 따라서 손상 직후 최소한 6일 이상은 투여되어야 한다.

그리고 신경 손상 이후 4~6일 이상 경과하여 염증성 변화가 이미 종료 되었다면 코티코스테로이드를 투여해야 할 마땅한 이유가 없다고 볼 수 있다.

또한 코티코스테로이드 사용에 따른 부신 억제의 측면에서, 일반적으로 스테로이드의 용량과 상관없이 2주 이상 투여된 경우 부신의 억제가 발생할 가능성이 높다고 알려져 있다. 따라서 코티코스테로이드의 투여는 가능한 2주 이내로 제한하는 것이 좋다(De Groot et al. 2000).

위의 의견들을 종합하여 볼 때 손상 직후에 발생하는 염증성 변화기를 커버하면서 가능한 한 2주 이내로 코티코스테로이드를 사용하는 것이 타당하다.

따라서 신경 손상의 치료를 위해 고용량의 코티코스테로이드는 최소 6일 이상 2주 이내의 스케줄로 Tapering을 시행하도록 한다.

■ How to prescribe?

내인성 코티코스테로이드 호르몬(코티솔)은 HPA axis의 되먹임기전(Feed-back)에 의해 혈중 농도가 조절된다. 혈중 코티솔의 농도가 증가하면 되먹임기전에 의해 코티솔 분비를 주관하는 HPA axis는 억제되고, 혈중 코티솔의 농도가 감소하면 HPA axis는 활성을 가진다. 따라서 투여된 외인성 코티코스테로이드에 의한 부신 억제를 최소화하기 위해서는 내인성 코티코스테로이드 호르몬(코티솔, Cortisol)의 일주기(Day-rhythm)를 고려하여(그림 39) 외인성 코티코스테로이드의 복용 시간을 결정해야 한다.

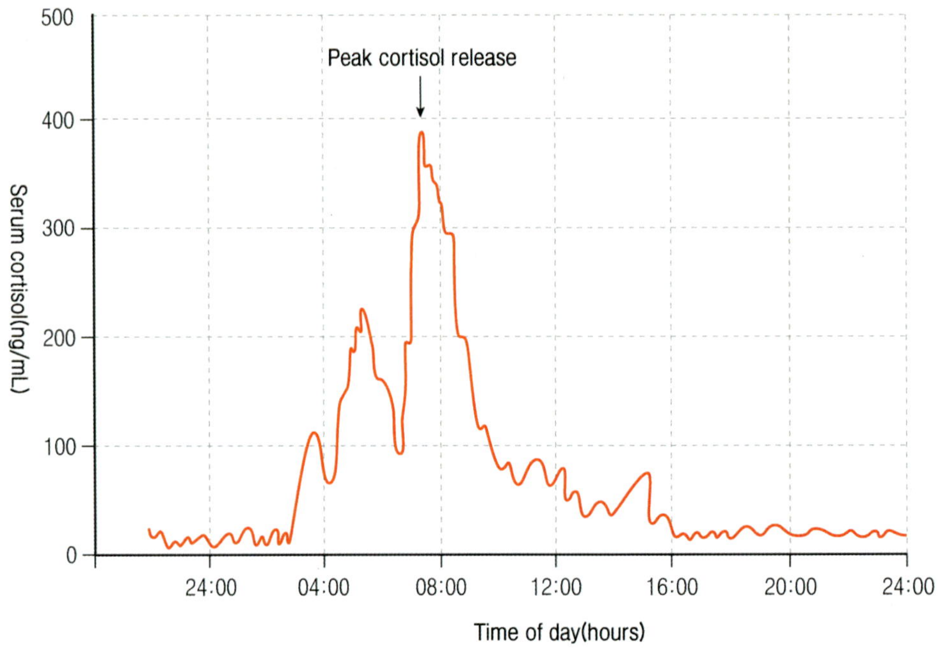

그림 39. 내인성 부신피질 호르몬의 일주기.

하루 중 코티솔의 농도가 최고인 시점(오전 8시경)에는 HPA axis가 이미 억제되어 있으므로 이 시점에 투여된 외인성 코티코스테로이드는 HPA axis에 별다른 영향을 미치지 않는다. 그러나 코티솔의 농도가 감소하여 HPA axis가 활성을 띠며, 정상적으로 작용해야 될 시점에 투여된 외인성 코티코스테로이드는 되먹임기전에 의해 HPA axis를 억제한다. 따라서 이러한 양상으로 투여되던 외인성 코티코스테로이드의 투여를 갑자기 중지할 경우 억제된 HPA axis는 이러한 변화에 빠르게 대응하지 못하므로 일상생활을 영위하기 위한 충분한 양의 내인성 코티솔의 생산이 어려워 급성 부신호르몬결핍(Acute adrenal deficiency)을 초래한다.

따라서 내인성 코티솔의 일주기를 고려하면 외인성 코티코스테로이드는 오전 8시경에 하루 총량을 다 복용시키는 것이 중요하다(Once-a-day dosing). 환자가 하루 총량을 한 번에 복용하기를 부담스러워 한다면 오전 8시경 및 정오 이렇게 두 번으로 나누어 복용하도록 한다.

아래의 표 12는 외인성 코티코스테로이드와 부신 억제 관련성을 소개한 것으로 참고하길 바란다(De Groot et al. 2000).

표 12. 부신피질 호르몬 투여 시 고려사항

고려사항	Note
코티코스테로이드의 반감기	반감기가 긴 코티코스테로이드(덱사메타손)일수록 부신 억제의 가능성이 더 높다.
전신 투여 vs. 국소 투여	전신 투여 방법이 부신 억제 가능성이 더 높다. 특히, 주사제를 이용하여 투여할 경우 그 억제 가능성이 가장 높다.
Daily vs. Alternate day	매일 복용하는 방법보다 격일로 복용하는 방법이 부신 억제 가능성이 낮다.
Split doses and Night doses	코티코스테로이드를 하루에 여러 번 나누어 복용시키는 방법은 부신 억제의 가능성을 높인다. 특히 저녁에 투여된 코티코스테로이드는 다음날 아침 정상적으로 분비되어야 하는 내인성 코티솔의 농도에 큰 영향을 주어 부신 억제의 가능성을 매우 증가시킨다. 단, 코티손 및 하이드로코티손과 같이 반감기가 짧은 코티코스테로이드는 기상 직후 및 오후 5시경 두 번으로 나누어 복용시켜도 무방하다.
코티코스테로이드 치료 기간	코티코스테로이드를 1주일 이내로 사용한 경우 부신 억제 가능성은 매우 드물며, 약 2주 이내로 사용한 경우도 비교적 부신 억제 측면에서 안전하다고 판단된다.
Cushing feature	외인성 코티코스테로이드의 사용으로 이미 쿠싱증후군 증상이 있는 환자는 부신 억제의 발생 가능성이 높다.

위에서 설명한 '3H for oral corticosteroids'를 종합하면 의원성 신경 손상 직후 코티코스테로이드의 투여는 아래 13과 같이 정리할 수 있다.

표 13. 부신피질 호르몬의 실제 처방법

Predisolone	하루 60mg을 시작으로 Tapering 한다. Tapering에 소요되는 시간은 손상 직후, 6일 이상 2주 이내로 제한한다. 예) 60 60 50 50 40 40 30 30 20 20 10 10 0mg(총 12일) (12 12 10 10 8 8 6 6 4 4 2 2 0개) 처방은 하루 60mg(프레드니솔론 5mg *12 표t) 총 7일로 내린다. 약국에 부탁하여 일별 개별 포장보다는 프레드니솔론은 따로 작은 약통에 담아 환자에게 전달하도록 한다. 환자로 하여금 알약 개수를 스케줄에 맞추어 잘 복용하도록 교육한다.
Dexamethasone	*Misch Protocol: 8mg/day 3일, 4mg/day 3일 예) 8 8 8 4 4 4 0mg(총 6일) (2 2 2 1 1 1 0개) 처방은 하루 4mg 총 9일로 내린다. ★ 시중에 유통되는 덱사메타손 표t 중 4mg은 이니스트바이오제약의 '제이손정'이 유일하다. 기타 덱사메타손 표t은 0.5mg 또는 0.75mg으로 알약의 개수가 너무 많아져서 사용하기 불편하다.

2) Post-inflammation stage of management

신경 손상에 대한 고용량의 코티코스테로이드 투여 후 투여된 코티코스테로이드의 작용 시간이 경과할 때까지 기다린 후 환자의 증상을 재평가한다.

앞서 언급한 바와 같이 프레드니솔론의 작용 시간은 12~36시간, 덱사메타손의 작용 시간은 36~54시간이므로 각각의 약물의 투여 기간을 고려하여 신경 손상 직후부터 경과 시간을 산출하면 다음과 같다.

- 프레드니솔론 처방 12일 + 1.5일(최대 36시간) ≒ 14일
- 덱사메타손 처방 6일 + 2.25일(최대 54시간) ≒ 9일

따라서 의원성 신경 손상을 일으킨 시술 후 9~14일경에 환자의 증상을 재평가한다. 임상적 편의를 위하여 의원성 신경 손상의 재평가는 술후 14일로 통일하는 것이 좋을 것 같다.

술후 14일에 신경 손상을 인지한 직후 시행한 Clinical neuro-sensory testing과 동일한 방법으로 환자의 증상과 신경 손상 범위를 다시 확인하여 이를 비교한다. 코티코스테로이드 투여 이후 또는 코티코스테로이드 투여와 상관없이 술후 14일경에 증상의 개선(증상에 대한 주관적 평가, 신경 손상 영역의 감소 등)이 조금이라도 이루어졌다면 이러한 신경 손상은 신경조직 실질의 손상이 아닌 신경조직 또는 주변 조직의 단순한 염증성 변화에 기인한 것으로 판단되며, 따라서 그 예후는 좋다고 볼 수 있다.

술후 14일경 증상의 개선이 전혀 이루어지지 않았거나 오히려 악화된 경우 환자가 호소하는

신경 손상의 증상(양성 증상 또는 음성 증상)에 따라 Post-inflammation stage treatment 방법을 결정한다. 환자가 호소하는 증상이 양성 증상으로 판단되면 항우울제 또는 항뇌전증 약물의 투여를 고려한다. 환자가 호소하는 증상이 음성 증상으로 판단되면 저출력 레이저 치료를 고려해 볼 수 있다.

(1) 신경 손상 후 통증 및 양성 증상의 치료 : 항우울제(Anti-depressants) 및 항뇌전증 약물(Anti-epileptic drugs, AEDs) 사용의 실제

항우울제와 항뇌전증 약물은 구강안면 통증 영역에서 주로 신경병성 통증(Neuropathic pain)의 치료에 사용된다. 신경병성 통증은 말초 및 중추의 매우 복잡한 상호작용에 의해 발생하므로 그 정확한 기전을 정확히 파악하는 것은 불가능하다.

그러나 대체로 이러한 신경병성 통증은 유해수용성 자극(Nociceptive input)의 발생(Transduction), 전도(Transmission) 및 조절(Modulation)에 관여하는 말초 및 중추 기전의 과활성(Hyperactivation)에 의해 발생하는 것으로 보이며, 항우울제와 항뇌전증 약물은 주로 중추성 조절(Modulation) 기전에 작용하여 유해수용성 자극의 과활성을 차단하여 그 진통 효과를 보이는 것으로 추정된다.

그러므로 항우울제와 항뇌전증 약물은 그 기전상 과활성된 자극을 억제하므로 신경 손상 증상 중 신경신호의 과활성과 관련된 통증 및 양성 증상에만 그 효과를 보인다고 볼 수 있다.

따라서 신경 손상 후 음성 증상이 발생한 경우 이러한 약물로 저활성된 신경신호를 정상 수준으로 복구시키기는 어려우므로 음성 증상에 대한 이러한 약물의 치료 효과를 기대하기 어렵다고 여겨진다.

① 항우울제의 작용 기전 및 종류

항우울제는 여러 가지 다양한 계열의 약물들이 포함되며, 여러 가지 다양한 기전으로 진통 작용을 일으킨다(그림 40). 항우울제의 주된 진통 작용은 중추에서, 억제성 신경전달물(Inhibitory neurotransmitter)로 작용하는 세로토린(5-HT)과 기타 노르에피네프린(NE), 도파민(Dopamine)을 포함한 아민(Amine)계열의 신경전달물질이 신경절전섬유(Presynaptic fiber)로 재흡수되는 것을 차단하여 이러한 아민 계열 신경전달물질의 효과를 증가시키는 것으로 추정된다.

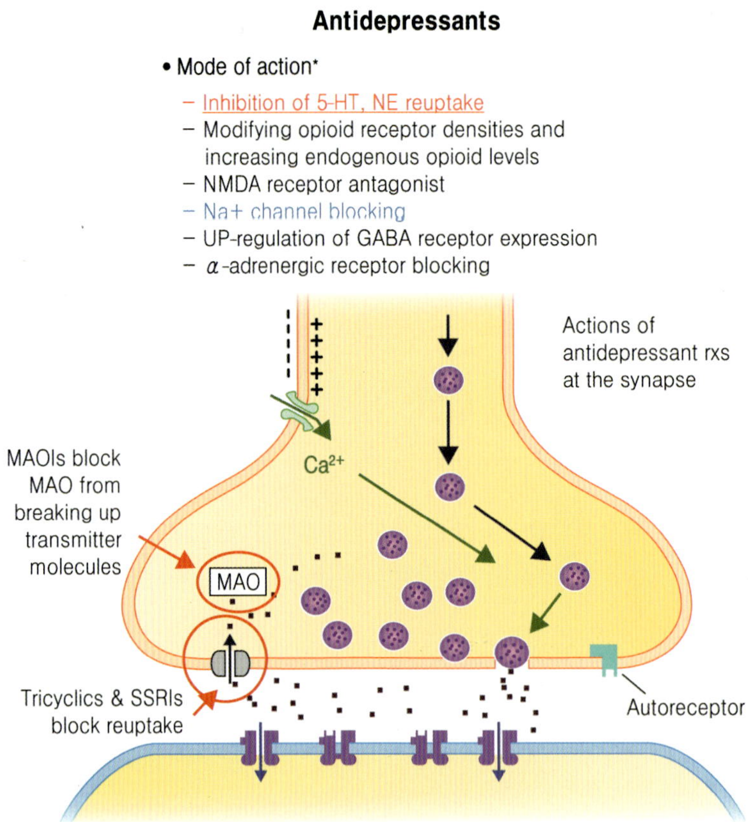

그림 40. 항우울제의 작용 기전.

항우울제는 아래의 표 14처럼 여러 다양한 계열의 약물들로 구성되어 있다.

표 14. 항우울제의 종류

SSRI	SNRI	TCA	MAOI	Atypical
Fluoxetine	Venlafaxine	Imipramine	Phenelzine	Bupropion
Paroxetine	Duloxetine	Desipramine	Selegiline	Trazodone
Citalopram		Amitriptyline	…	Mitazapine
…		Nortriptyline		…
		…		

위에서 열거된 약물들 중 신경병성 통증 치료에 그 효능이 입증되어 신경병성 통증 치료에 사용되는 약물군은 '삼환성 항우울제(Tetra-cyclic antidepressants, TCA)'와 '세로토닌-노르에피네프린 선택적 재흡수 억제제(Serotonin-norepinephrine reuptake inhibitor(SNRI)'가 있다.

아민계열의 신경전달물질 중 세로토닌만 선택적으로 재흡수를 차단하는 약물(Selective serotonin reuptake inhibitor, SSRI)는 신경병성 통증 치료에 그 효과가 불분명한 것으로 알려져 있으며, 'Mono-amine oxidase inhibitor, MAOI)는 약물 사용에 따른 부작용을 예방하기 위한 매우 엄격한 식이 제한이 필요하므로 임상에서 사용하기 어렵다.

② 항우울제의 진통 기전에 관한 논란

만성 통증장애 환자에서 우울증과 같은 정서적 장애가 동반하는 경우가 많다. 따라서 이러한 만성 통증장애에서 항우울제가 그 진통 작용을 보이는 것은 만성 통증에 동반되는 우울증 개선에 의한 정서적 반응이란 주장과, 이러한 정서적 반응과 상관없는 독립된 진통 기전을 가진다는 주장이 존재한다. 그러나 다음과 같은 근거로 항우울제는 만성 통증 환자의 정서적 개선과 상관없는 독립된 진통 기전을 가지는 진통제로 작용한다는 것을 추정할 수 있다.

- 심리/정서 검사를 통하여 우울증 척도가 관찰되지 않는 만성 통증 환자에서 항우울제 투여로 인한 만성 통증의 개선이 관찰된다.
- 우울증에 대한 치료 목적으로 사용되는 용량보다 훨씬 적은 용량에서 그 진통 효과가 관찰된다.
- 항우울제 투여에 따른 우울증 개선 효과가 발현되는 시간(Several months)보다 훨씬 짧은 시간 내(Several weeks)에 만성 통증에 대한 진통 작용이 관찰된다.

위의 근거로 볼 때 만성 통증에 사용되는 항우울제는 독립적인 진통 기전을 가지는 진통제로 인식되어야 하며, 만성 통증을 환자의 심리 및 정서적 반응에 의한 심인성통증(Psychogenic pain)으로 오해해서는 안 됨을 반드시 명심해야 한다.

③ 항뇌전증 약물의 작용 기전 및 종류

항뇌전증 약물도 여러 가지 다양한 계열의 약물들이 포함되며, 여러 가지 다양한 기전을 통하여 진통 작용을 일으킨다(그림 41). 항뇌전증 약물의 주된 작용은 GABA와 같은 억제성 신경전달물질의 작용을 증가시키고, Glutamate와 같은 흥분성 신경전달물질(Excitory neurotransmitter) 억제하며, 신경전도의 흥분을 야기하는 Na-Channel 및 Ca-channel을 억제하는 등 결국 유해수용성 자극의 과활성을 억제시키는 것으로 추정된다.

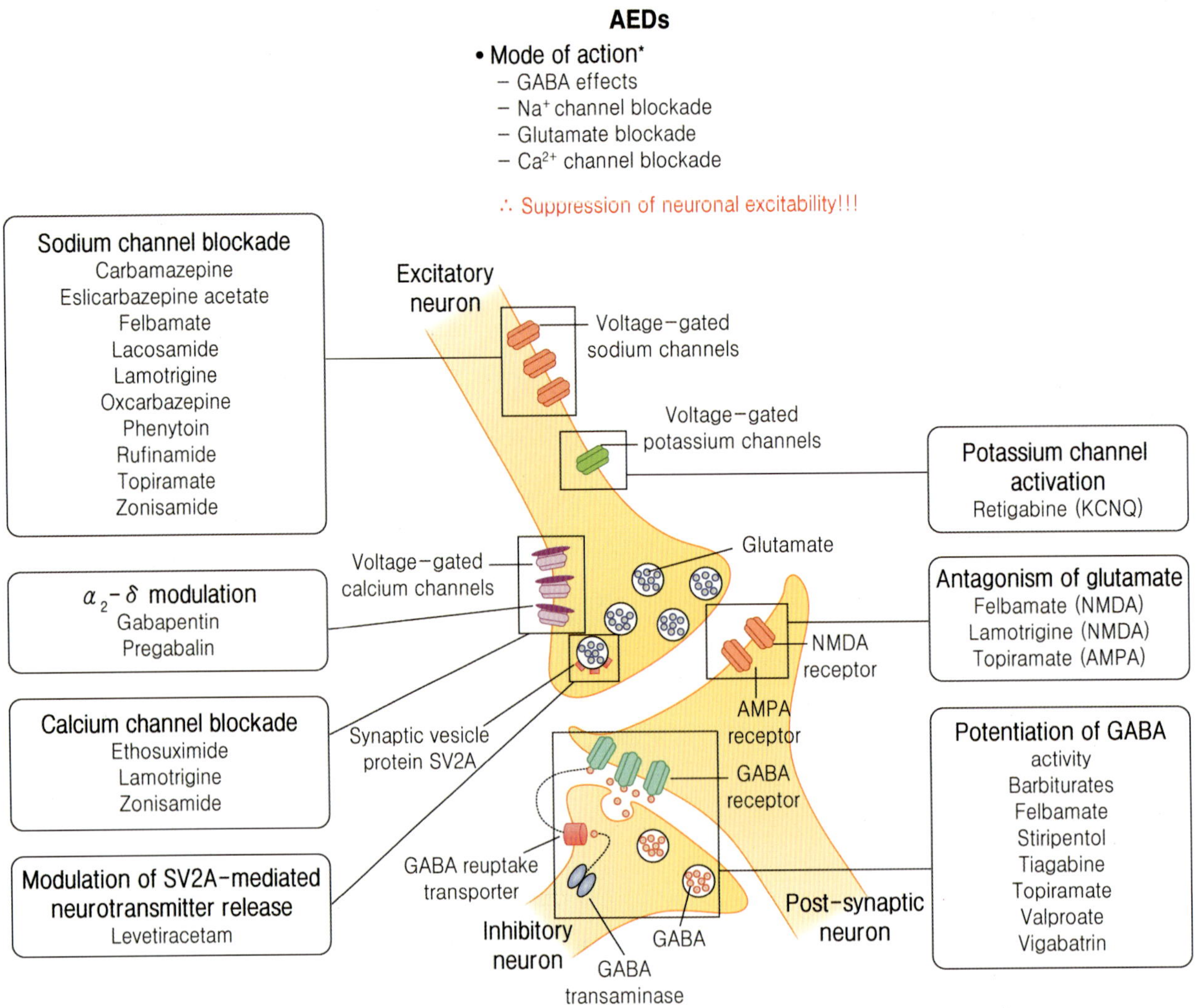

그림 41. 항뇌전증 약물의 작용 기전.

항뇌전증 약물에는 아래의 표 15처럼 다양한 계열의 약물들로 구성되어 있다.

표 15. 항경련제의 종류

1st Generation	2nd Generation
Phenobarbital	Gabapentin
Phenytoin	Lamotrigine
Carbamazepine	Topiramate
Divalproex and Valproic acid	Levetiracetam
Ethosuximide	Oxcarbazepine
	Pregabalin

위에서 열거된 약물들 중 신경 손상에 따른 신경병성 통증 및 양성 증상 치료에 사용될 수 있는 약물 후보군은 Ca-channel의 $\alpha_2\delta$ subunit에 작용하여 이를 억제하는 Gabapentin 및 Pregabalin 이다.

④ 신경 손상에 의한 통증 및 양성 증상 치료를 위한 항우울제 및 항뇌전증 약물의 선택

앞서 설명한 바와 같이 항우울제와 항뇌전증 약물에는 매우 다양한 계열의 약물들이 존재하고, 많은 수의 약물들이 존재하므로 이러한 약물들 중 어떤 약물을 우선적으로 선택하여 신경 손상에 따른 통증 및 양성 증상에 사용하여야 되는가에 대한 의문이 존재할 수 있다.

이러한 의문에 대한 답은 '신경병성 통증 치료에 관한 약물 선택 가이드라인'을 제시한 여러 학회의 의견을 바탕으로 선택하는 것이 타당하다고 생각된다.

'신경병성 통증 치료에 관한 약물 선택 가이드라인'의 대표적인 예는 'European Federation of Neurological Societies(EFNS)'에서 제시한 'EFNS guidelines on the pharmacological treatment of neuropathic pain: 2010 revision'(표 16)과 'International Association for Study of Pain Neuropathic Pain Special Interest Group(IASP NeuPSIG)'에서 제시한 'Pharmacological Management of Neuropathic Pain(2010 November)'(표 17)가 있다.

표 16. Summary of EFNS guidelines: Recommendations for the pharmacological management of commonly studied neuropathic pain conditions

	Diabetic neuropathis pain	Postherpetic neuralgia	Classical trigeminal neuralgia	Central neuropathic pain
First-line treatments	Pregabalin Gabapentin Duloxetine TCA Venlafaxine ER	Pregabalin Gabapentin TCA Lidocaine patches**	Carbamazepine Oxcarbazepine	Pregabalin Gabapentin TCA
Seceond- or third-line treatments	Opioids Tramadol*	Capsaicin Opioids	Surgery	Cannabinoids(MS) Lamotrigine Opioids Tramadol(SCI)

ER extended release; MS, multiple sclerosis; SCI, spinal cord injury; TCA, tricyclic antidepressants.
Adapted from reference 4.

* Tramadol may be considered first-line in patients with acute exacerbations of pain especially for the tramadol/acetaminophen combination.

** Lidocaine is recommended in elderly patients.

표 17. **Summary of IASP NeuPSIG guidelines: First-line medication and opioid agonists**

Medication class	Drugs	Drug dosages(starting dose to maximum dose)*
α_2-σLigands	Pregabalin	50mg tid or 75mg bid to 600mg/d(200mg tid or 300mg bid)
	Gabapentin	100~300mg nocte or 100~300mg tid to 3,600mg/d (1,200mg tid)
Secondary-amine TCA	Nortriptyline	25 to 150mg/d
	Desipramine	25 to 150mg/d
SSNRI	Duloxetine	30mg od to 60mg bid
	Venlafaxine	37.5mg od or bid to 225mg/d
Topical lidocaine	5% Lidocaine patch	Maximum of 3 patches daily for a maximum of 12 to 12~18hours
Opioid agonists**	Morphine, oxycodone, methadone, levorphanol	See individual prescribing information
	Tramadol	50mg od or bid to 400mg/d(100mg qid); in patients>75y, 300mg/d

Bid, twice daily; od, once daily; qid, four times daily; TCA, tricyclic antidepressants; tid, three times daily; SSNRI, selective serotonin norepinephrine reuptake inhibitor.
Adapted from references 1 and 2.
* See individual prescriving information for further details.
** First-line medications only in certain clinical circumstances, ie, acute neuropathic pain, neuropathic cancer pain, episodic exacerbations of severe neuropathic pain, or when titrating one of the first-line medications if prompt pain relief is require.

위에서 열거한 두 가이드라인을 참고하면 신경병성 통증 치료에 우선적으로 사용되는 경구복용약물(First line of choice)에는 항우울제의 경우 TCA 그룹의 Amitriptyline, Nortriptyline 및 SNRI 그룹의 Venlafaxine, Duloxetine과, 항뇌전증 약물의 경우 Ca-channel의 $\alpha_2\delta$ subunit에 작용하여 이를 억제하는 Gabapentin 및 Pregabalin이 있다.

따라서 신경 손상에 의해 유해수용성자극 및 체성감각자극 전달 및 조절의 과활성에 의해 발생하는 통증 및 양성 증상의 치료는 항우울제 중 Amitriptyline, Nortriptyline, Venlafaxine, Duloxetine 항뇌전증 약물 중 Gabapentin, Pregabalin이 우선적으로 고려되는 것이 타당하다고 여겨진다.

그리고 EFNS의 가이드라인은 IASP의 가이드라인에 비해 신경병성 통증 장애를 보다 세분화하여 이에 따른 추천 약물을 제시하고 있으며, 위의 표에 열거되어 있지는 않지만 'Post-Traumatic or Post-Surgical Neuropathic Pain'의 치료에는 Amitriptyline이 가장 일관된 결과를 보여주는 경구 복용 약물로 추천하고 있다.

따라서 신경 손상에 따른 통증 및 양성 증상이 발생한 경우 아미트립틸린이 가장 우선적으로 고려된다. 그러나 환자의 전신질환 및 이로 인해 복용하는 약물과의 상호작용 각 약물들이 가지는 고유의 부작용과 약물에 대한 환자의 협조도 등을 고려하여 위의 약물 중에서 적절히 선택해야 한다.

⑤ Amitriptyline

아미트립틸린은 앞서 언급한 바와 같이 외상 및 시술 과정에서 발생한 신경병성 통증 치료에 가장 효과적인 약물로 알려져 있다. 이외에도 섬유근통과 같은 만성근골격계통증 치료에도 이용된다. 아미트립틸린의 장점으로는 취침 전 한 번 처방으로 처방법이 단순하며, 따라서 환자의 복용 협조도가 좋다. 그리고 아미트립틸린 자체에 수면/진정(sedation) 효과가 있어 수면 장애를 동반하는 경우 수면을 유도하는 부가적인 장점도 있다. 그러나 아미트립틸린은 기립성 저혈압, 시각 혼탁, 구강건조감, 뇨정체, 변비 등과 같은 항콜린성 부작용과 심장독성이 있어 그 사용에 유의하여야 한다.

따라서 항콜린성 부작용이 증대되어 나타날 수 있는 고령 환자와 심장독성 고위험군 환자(40대 이상 비만의 흡연 습벽을 가진 남성 환자)의 처방에 주의가 필요하다.

뇨정체(Urinary retention) 및 협우각녹내장(Narrow angle glaucoma) 환자에게는 금기이다.

Amitriptyline

- The best evidence of pain relief in traumatic neuropathies
- Opioid spacring effect
- Anti-cholinergic effects contraindicated for urinary retention and narrow angle glaucoma
- Cardio-toxicity
- Upper GI tract bleeding

아미트립틸린의 부작용으로 인해 환자가 약물을 잘 감당하지 못할 경우 아미트립린의 이차 아민(Secondary amine) 약물인 노르트립틸린(Nortriptyline)이 고려될 수 있다. 노르트립틸린은 TCA의 부작용 측면에서 아미트립틸린보다 유리하다고 알려져 있으나, 신경병성 통증 치료의 효과적인 측면에서는 아미트립틸린 만큼 일관된 효과를 보이지 않는다고 알려져 있다.

노르트립틸린은 취침 전 한 번 25~150mg/d(25~150mg/day at bedside) 처방한다.

⑥ Venlafaxine 및 Duloxetine

Venlafaxine 및 Duloxetine 모두 SNRI(Serotonin-norepinephrine reuptake inhibitotor)로 알려진 약물로 부작용 측면에서는 아미트립틸린보다 조금 유리하며, 아미트립틸린에 비해 약물 적정화(Titration)를 위한 약물의 빠른 증량이 가능하고, 신경병성 통증 치료에도 효과적인 약물로 알려져 있다.

그러나 Venlafaxine의 경우 혈압 상승을 일으키므로 투약과 함께 주기적인 혈압 체크가 필요하며, 고혈압 환자에서 주의가 필요하다. Duloxetine은 간독성이 있으므로 간질 환자에서 금기이다.

Venlafaxine

- Rapid titration, fast onset
- Dosage adjustment may be necessary in patients with hepatic or renal impairment
- Risk of hypertension
- Should not used to bleeding disorders

Duloxetine

- FDA-approved for painful diabetic neuropathy
- Rapid titration, fast onset
- Should not used in patients with hepatic impairment

⑦ Gabapentin 및 Pregabalin

상품명 '뉴론틴(Neurontin)'으로 더 유명한 가바펜틴(Gabapentin)과 프리가발린은 중추에서 억제성 신경전달물질로 작용하는 'GABA(Gamma-aminoburic acid)와 유사한 화학적 구조를 가지는 약물이지만 그 작용은 GABA 수용체와 관련이 없다.

가바펜틴은 다른 약물과의 상호작용도 거의 없으므로 전신질환으로 인해 여러 약물들을 복용하는 환자에서도 쉽게 처방 가능하며, 신경병성 통증뿐만 아니라 만성 근골격계 통증, 염증성 통증에도 효과를 가지는 매우 광범위한 진통 효과를 가지는 약물로 알려져 있다.

또한 술후 통증의 발생을 최소화하기 위한 술전-진통제(Pre-emptive analgesics)의 효과도 가지는 약물로 알려있다. 장기 처방에 따른 체중 증가(Weight gain)는 알려진 부작용 중의 하나로, 비만의 환자에서 이를 고려해야 한다.

가바펜틴에 의한 신경병성 통증의 치료 용량은 대략 900~2,400mg으로 시중에 주로 유통되는 100mg 및 300mg 제형을 이용하는 경우 치료 용량을 맞추기 위해 많은 알약을 소비해야 하는 단점이 있다. 그러나 최근에는 600mg 또는 800mg 제형도 유통되고 있으므로, 초기 약물 적정화를 위해 저용량의 제형을 초기에 이용한 후 적절한 유지 용량을 위해 고용량 제형을 이용하여 이러한 불편감을 많이 줄일 수 있게 되었다.

프리가발린은 가바펜틴 이후에 개발된 약물로서, 가바펜틴에 비해 초기 시작 용량과 치료 용량 간에 큰 차이가 없고, 약물의 빠른 증량에 따른 부작용(현기증, 졸음 등)도 적어 가바펜틴에 비해 빠른 적정화가 가능한 장점이 있다. 따라서 가바펜틴보다 사용하기 편리하다.

Gabapentin

- Structural analogue of GABA
- Inhibition of voltate gated $Ca2^{+}$ channel
- FDA approved for PHN
- Minimal inter-drugs reaction
- Greatest utility in pain condition
  - Neuropathic pain/Muscle pain
  - Migraine prophylaxis
  - Inflammatory pain/Pre-emptive analgesics

Pregabalin

- FDA approved for DPN and PHN
- Inhibition of voltage gated $Ca2^{+}$ channel
- Less effective dose, more rapid titration than Gabapentin

⑧ 항우울제 및 항뇌전증 약물의 적정화(Titration of dose)

코르코스테로이드의 경우 부신 억제를 최소화하기 위해 맨 처음 고용량을 처방한 후 인체의 HPA axis의 적응을 위해 하루 총 사용량을 서서히 줄이는 처방법(Tapering)을 이용한다.

그러나 항우울제 및 항뇌전증 약물은 이와는 반대로 초기에 저용량을 사용하여 서서히 증량하는 방법의 처방법을 이용해야 한다.

항우울제와 항뇌전증 약물의 치료 용량은 사람마다 매우 다양하므로 각 환자에 맞는 치료 용량을 확인하여야 한다. 또한 확인된 치료 용량이라 하더라도 시간이 경과하면서 인체 내 약물대사와 관련된 효소의 증가 등과 같은 체내 적응 현상으로 기존의 치료 용량에서 다시 증량시켜야 하는 과정이 필요하다.

이렇게 초기에 적은 용량으로 시작으로 약물의 용량을 서서히 증량시켜 각 환자에 맞는 적절한 용량을 찾는 과정을 '약물의 적정화(Titration of dose)'라 부른다.

이렇게 약물의 저용량을 시작으로 서서히 증량하는 과정을 통하여 항우울제 및 항뇌전증 약물이 가지는 고유의 중추성 부작용(졸음, 현기증)도 최소화할 수 있다.

항우울제 및 항뇌전증 약물의 적정화를 위한 스케줄은 아래의 표 18을 참고한다.

표 18. **Titrations schedule of drugs**

Drug	Inital dose(mg)	Target or Max. dose(mg)	Dose increase	Schedule
Amitriptyline	10	35~50	10mg/wk	Bedtime
Venlafaxine	37.5	75~150	75mg/4~7d	x 2~3/d
Duloxetine	20~40	60	20mg/wk	x 1~2/d
Gabapaentin	300	900~2,400	300mg/1~2d	x 3/d
Pregabalin	150	300	50mg/2~3d	x 2~3/d

(2) 신경 손상에 의한 음성 증상의 치료

신경 손상 후 염증성 변화를 거친 이후에 관찰되는 저감각과 같은 음성 증상에 대한 확립된 치료법은 유감스럽게도 아직 존재하지 않는다. 음성 증상은 신경 신호의 전달 차단이나 저활성에 의한 것으로, 앞서 언급한 항우울제 및 항뇌전증 약물과 같이 신경 전도 및 조절의 과활성을 차단하는 약물에 그 효과를 기대할 수 없다.

그렇다고 신경 손상에 의한 음성 증상을 보이는 환자를 그대로 방치하기에는 치과의사-환자 간 신뢰 관계에도 좋은 영향을 미치지 않으며, 술자로서 책임감을 다한다는 의미로 다음과 같은 치료를 강구해 보는 것이 좋다고 여겨진다.

신경 손상에 의한 음성 증상의 개선을 위하여 저출력 레이저 치료 및 비타민 D 처방을 추천한다.

① 저출력 레이저 치료(Low-level laser therapy, LLLT)

저출력 레이저 치료는 환자가 인지하지 못하는 수준의 레이저 출력을 이용하여 조직 내 세포의 활발한 증식 및 작용 등을 도모(Biostimulation)하여 그 치료 효과를 나타내는 Photo-dynomic therapy(PDT)의 일종이다.

저출력 레이저는 세포 내 미토콘드리아의 전자전달계를 자극하여 세포 내 ATP 수준의 증가를 일으켜 세포의 활성을 유도하여 그 작용을 일으키는 것으로 추정되고 있다.

저출력 레이저에 의한 상피화 촉진 및 상처 부위의 치유 촉진, 부종 감소와 같은 효과는 이미 의학적으로 널리 입증되었으며, 신경조직의 재생에 대한 유용한 효과가 보고되고 있다.

모든 종류의 레이저가 다 저출력 레이저 효과를 가지는 것은 아니며, 대체로 Semi-conductor (Diode laser) laser, Nd:YAG laser, He-Ne laser등 이 세 가지 종류의 레이저만 저출력 레이저효과를 가지는 것으로 알려져 있다.

저출력 레이저에 의한 세포의 반응은 'Arndt-Schulz principle'을 따르므로, 저출력 레이저의 조사량은 세포의 활성을 유도하기 위한 특정 역치 이상 반드시 조사되어야 하나, 그렇다고 너무 과도하게 조사된 경우에도 그 효과를 보기 어렵다(그림 42).

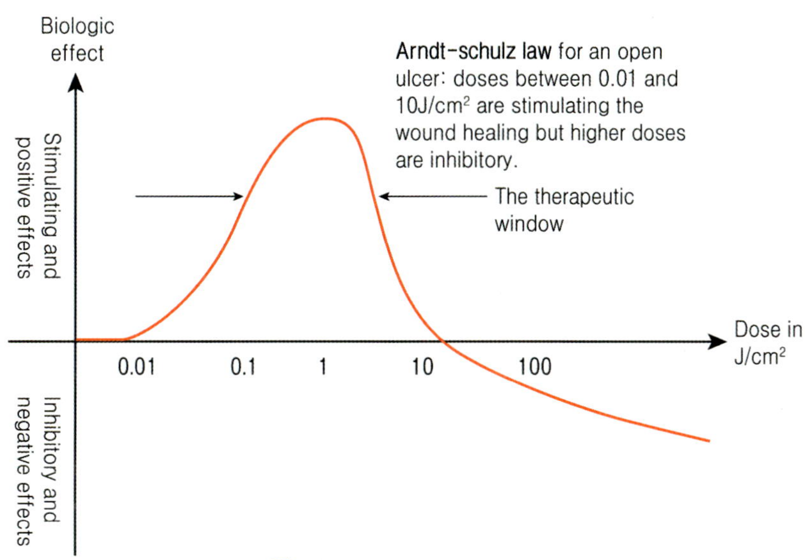

그림 42. Arndt-Schulz curve.

따라서 저출력 레이저 치료의 핵심은 적절한 조사량을 결정하는 데 있다고 여겨진다.

레이저의 조사량을 나타내는 여러 가지 지표들이 존재한다. 단위 면적당 광자의 집중도 (W/Cm^2)를 의미하는 출력 밀도(Power density, PD)와 레이저 평균 출력과 조사 시간을 기준으로 조직에 전달된 총 에너지(Total energy, J)를 이 두 가지 지표들이 레이저 조사량을 평가하는 데 사용된다.

레이저 조사량을 출력 밀도를 이용한 경우와 총 에너지를 이용한 연구들이 산재해 있어 통일된 레이저 조사량을 결정하는 데 어려움이 있다.

출력 밀도를 이용할 경우 레이저 조사점의 직경, 레이저 펄스에 따라 실제 조직에 전달된 에너지량을 정확하게 평가하기 어려우므로 최근에는 단순히 조직에 전달된 총 에너지를 기준으로 조사량을 결정하는 경우가 많고, 저자도 이러한 연구들을 참고하여 조사량을 결정한다.

Total energy(J) = Watt(평균 출력) X Seconds(조사 시간)

저출력 레이저의 출력은 기계마다 다르므로 저출력 레이저의 평균 출력을 확인한 후 조사 시간을 이용하여 조사량을 결정한다.

만약 저출력 레이저의 평균 출력이 20mW라면 총 6J의 에너지를 조사하기 위해서는 총 300초(5분)의 조사가 필요하다.

$$\text{Total energy(J)} = \text{Watt(평균 출력)} \times \text{Seconds(조사 시간)}$$
$$6J = 20mW \times Seconds$$
$$6J = 0.02W \times Seconds$$
$$\therefore Seconds = 300$$

RCT 수준의 참고할 만한 많은 임상 연구가 존재하지 않지만 의원성 신경 손상에 대한 저출력 레이저 치료의 임상 효과를 보고하는 다수의 연구들이 존재한다.

하악지시상상절단술 후 발생한 하치조신경 손상에 관한 저출력 레이저 치료의 효과에 관한 Miloro 등의 연구(2000), 하치조신경 손상에 대한 저출력 레이저 치료 효과에 관한 Khullar 등의 연구(1996) 및 Ozen 등의 연구(2006)에 의하면 하치조신경의 의원성 신경 손상에 저출력 레이저의 치료 효과를 보고하였다. 이들이 사용한 레이저 총 조사량은 4~6J이었다.

저자의 경우 이들의 연구와 기타 자료들을 참고하여 조사점당 6J의 에너지를 조사하고 있다.

신경 손상 후 레이저의 조사 부위는 신경 손상이 발생한 지점과 삼차신경의 하악분지를 조사한다.

삼차신경절은 신경의 세포체가 존재하는 부위로, 신경 손상 후 발생하는 모든 회복 과정에서 세포체의 활발한 합성일 일어나는 곳으로 반드시 조사되어야 하지만 두개 내에 하므로 삼차신경절에서 하악분지가 두개 외로 나오는 부분 중 최대한 근심 위치에다 조사하는 것이 좋다.

하악분지의 주 가지를 조사하기 위해서는 하악과두와 오훼돌기 사이의 하악절흔 부위를 조사한다(그림 43).

저출력 레이저 치료는 가능한 한 매일 내원하여 조사하는 것이 좋다고 알려져 있으며, 저자의 경우 다른 연구들을 참고하여, 보통 총 20회 조사를 1 Session으로 하여 총 2 Session으로 진행하며, 각 Session 당 1주일의 간격을 둔다. 각 세션이 끝날 때마다 CNST를 시행한다.

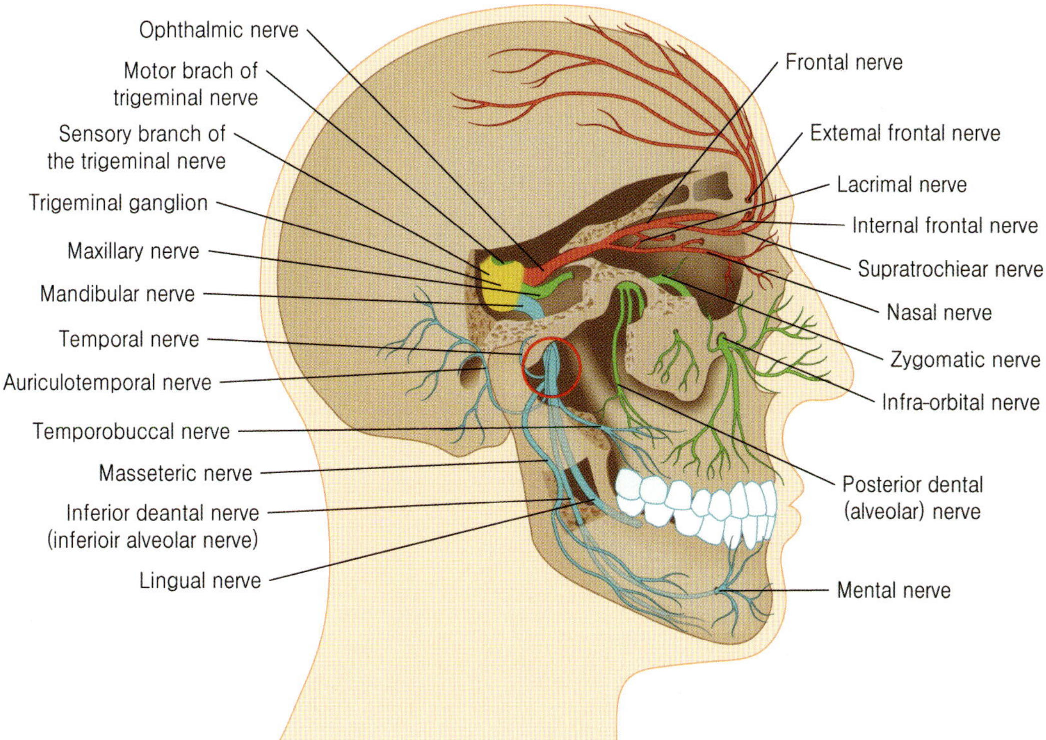

그림 43. 삼차신경 하악분지를 위한 조사점.

② 비타민 D_3 처방

현재까지 손상된 신경의 재생을 촉진하는 효과가 있는 약물이나 물질이 알려진 바는 없다.

간혹 신경 손상에 대한 치료에 비타민 C를 처방하는 경우를 볼 수 있지만, 어떤 이유에서 이러한 처방이 이루어졌는지는 모르지만 비타민 C의 신경 재생 효과를 보고하는 과학적인 연구는 불분명하며, 신경 재생 효과가 없는 것으로 인정되고 있다.

비타민 C가 아닌 비타민 D_3가 손상된 신경의 재생을 효과가 있음을 보여주는 선구적인 연구들이 있다.

쥐를 이용한 동물 실험에서, 비타민 D_3의 신경재생 효과를 연구한 Chabas 등의 연구(2008, 2013)에 의하면 비타민 D_3는 신경 수초(Myelin) 형성과 관련된 유전자의 발현을 유도하여 신경 수초의 재생을 촉진시키는 것으로 알려졌다.

비록 동물 실험 수준의 연구이지만 현재까지 마땅히 신경재생을 촉진시키는 물질이 알려진 바 없고, 음성 증상에 치료에 대한 적절한 치료 약물이 존재 않는다는 점에서, 비타민 D_3와 같은 건강보조식품의 처방에는 큰 무리가 없을 것이라 생각된다.

따라서 저자의 경우 신경 손상이 발생한 경우 음성 증상 및 양성 증상을 막론하고 비타민 D_3의 복용을 추천하는 편이다.

3) 신경 손상의 회복 패턴

외과적 시술 과정에 발생한 신경 손상에 대한 예후를 평가하는 것은 매우 어려운 일이다.

신경 손상의 예후는 신경조직의 현미경 수준에서 손상 정도에 따라 결정되나, 개원가의 임상에서 이러한 손상의 정도를 직접 확인한다는 것은 불가능하다. 또한 신경 손상의 증상은 신경조직의 명백한 조직학적 손상과 상관없이 발생할 수 있으며, 각 개인마다 손상에 대한 신경조직의 치유 반응은 그 변이가 다양하므로 특정 환자에서 발생한 신경 손상의 예후를 예측한다는 것은 불가능하다.

그러나 신경 손상 환자들의 회복 여부를 전향적으로 평가한 연구들을 통하여 손상 후 보이는 회복 패턴에 대한 전반적인 경향을 파악함으로써 향후 신경 손상의 회복에 대한 기대치 설정, 약물치료와 같은 보존적 치료 방법의 기간, 외과적 치료를 위한 적절한 의뢰 시기의 설정 등과 같은 신경 손상에 대한 전체 치료 계획 수립에 도움을 얻을 수 있다고 판단된다.

삼차신경 영역에서 발생한 신경 손상의 회복 패턴을 보여주는 중요한 연구가 두 가지 있다.

총 3,513명의 환자에서, 총 4,995개의 하악 제3대구치 발치 후 발생한 총 24증례의 설신경 손상 예후를 추적한 Queral-Godoy 등의 연구(2006)(그림 44)와 총 3,595명의 환자에서 총 4,338개의 하악 제3대구치 발치 후 발생한 총 30증례의 설신경 손상 및 15 증례의 하치조신경 손상의 예후를 추적한 Cheung 등의 연구(2010)(그림 45)를 참고하면, 삼차신경 영역에서 발생한 신경 손상의 회복 패턴에 대한 중요한 단서를 얻을 수 있다.

Queral-Godoy 등의 연구에서 시간 경과(개월)에 따른 설신경 손상의 잔존율과, Cheung 등의 연구에서 시간 경과에 따른 설신경 손상 및 하치조신경의 회복률을 보여주는 그래프(이 두 그래프는 서로 역함수 관계를 가짐)를 참고하면 매우 흥미로운 현상을 관찰할 수 있다.

신경 손상 첫 3개월 내(0~개월)에 신경 손상 환자 전체 중 50%가 회복되는 경향을 보이고, 그 후 3개월 내(손상 후 3~6개월)에 잔존한 신경 손상 환자 중 50%가 회복되며, 그 후 3개월 내(손상 후 6~9개월)에 잔존한 신경 손상 환자 중 50%가 회복되는 경향을 확인할 수 있다.

다시 말해 총 100명의 신경 손상 환자가 발생하였다고 가정하면, 손상 직후 0~3개월 내에 50명이 회복되어 신경 손상이 잔존하는 환자는 50명이 되며, 손상 직후 3~6개월 내에 신경 손상이 잔존하는 환자 50명 중 25명이 회복되어 신경 손상이 잔존하는 환자는 25명이 된다.

그리고 이 후 3개월 내(손상 후 6~9개월)에 신경 손상이 잔존하는 환자 25명 중, 12.5명이 회복되며, 신경 손상이 잔존하는 환자는 12.5명이 된다.

이러한 지수 함수적 회복 패턴은 손상 후 첫 12개월까지 관찰된다.

저자는 이러한 패턴을 신경 손상 후 '369 회복률 법칙'이라 부른다.

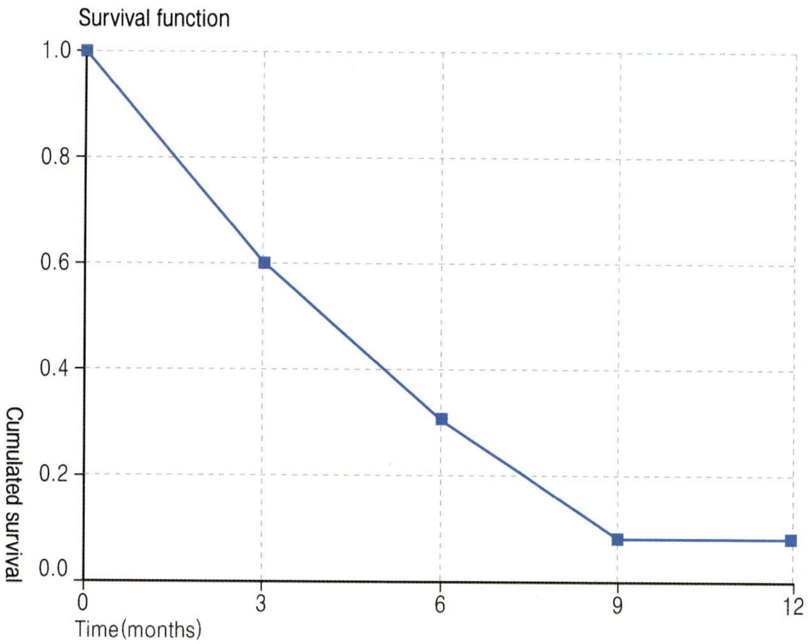

그림 44. Survival function calculated with the actuarial method. The horizontal axis represents months after surgery, and the vertical axis the proportion of LN impairments. Squares represent the proportion of LN impairments for a given interval.

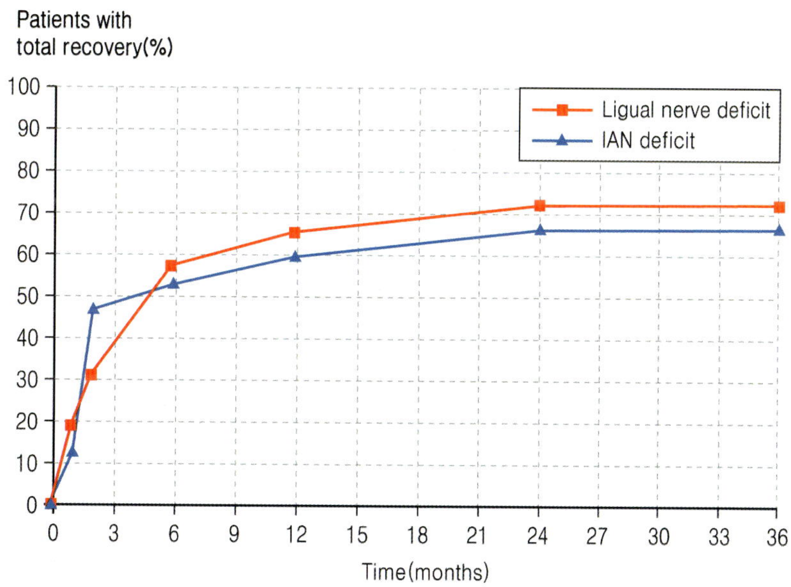

그림 45. Pattern of total recovery of sensation of inferior alveolar nerve(IAN; n=15) and lingual nerve(LN; n=26) defictis.

위의 '369 회복률 법칙'에 의하면 손상 후 첫 3개월 이내에 신경 손상 누적 회복률은 50%, 6개월 이내의 누적 회복률은 75%, 9개월 이내의 누적 회복률은 87.5%로 볼 수 있다. 따라서 손상 직후 9개월 이내에 신경 손상 환자 중 거의 90%가 회복된다고 여겨진다.

비록 12개월이 경과한 이후에도 신경 손상의 회복이 관찰되는 증례도 존재하지만, 이러한 예는 매우 드문 경우이므로 손상 직후 12개월 내에 신경 손상이 회복되지 않는다면 차후 증상의 회복을 기대하기 어렵다. 따라서 손상 후 12개월이 경과하여도 잔존하는 신경 손상 증상을 영구적인 신경 손상으로 평가하는 마지노선이 될 수 있다. 그러나 한 가지 주의해야 될 점은 위에서 언급한 '369 법칙'은 하악 제3대구치와 관련된 신경 손상에 관한 회복률을 의미하는 것으로 임플란트 식립과 관련된 신경 손상은 대체로 하악 제3대구치 발치보다 더 침습적인 경우가 많고, 여러 연구들에 의하면 영구 손상 발생률도 높으므로 이러한 회복 패턴을 임플란트 식립과 관련된 신경 손상에 대한 그대로 적용하기에는 다소 무리가 따른다.

다만 임플란트 식립과 관련된 신경 손상 중 하악관에 대한 명확한 침범이 관찰되지 않은 경우에는 이러한 회복률의 패턴은 적용 가능하리라 생각된다.

4) 신경 손상의 외과적 처치를 위한 의뢰 시기 결정

의원성 설신경 및 하치조신경 손상에 대한 외과적 처치의 적절한 시기에 관하여서는 예전부터 많은 논란이 존재한다.

Meyer(1992) 및 Donoff(1995) 등은 신경 손상 후 가능한 한 조기에 외과적 처치가 이루어져야 한다고 주장하는 반면, 외과적 처치 시기와 그 치료 결과에는 별다른 상관관계가 없다는 Robinson 등의 연구도 존재한다. 그러나 손상 직후 3개월 이내에 외과적 처치가 이루어져야 한다는 의견이 대체로 우세한 편이다. 그러나 2011년 Meyer 등은 손상 후 9개월 이내에 외과적 처치가 이루어진 경우 그 성공률에 큰 차이는 없다고 보고하였다.

하악 제3대구치 발치와 관련된 신경 손상의 경우, 앞서 언급한 '369 회복률 법칙'과 같이 별다른 치료가 이루어지지 않는 경우라 하더라도 손상 후 최대 9개월까지 그 회복을 기대할 수 있다. 또한 외과적 시술 시기와 이와 관련된 성공률과 별도로, 신경 손상에 대한 환자의 주관적 반응이나 불편감 및 환자의 연령(45세)도 외과적 시술을 고려하는 중요한 요소이므로 신경 손상에 대한 외과적 처치를 위한 적절한 의뢰 시기를 결정하는 것은 그다지 단순한 문제는 아니다. 그러나 신경 손상에 따른 의료 분쟁등과 같은 법적인 문제에 있어 외과적 처치를 위한 의뢰 시점도 술자의 귀책 사유의 유무를 평가하는 기준으로 작용하는 경우가 많으므로 이와 관련된 학회 등의 노력과 관심으로 개원의 현실 상황을 고려한 '신경 손상에 대한 외과적 처치의 적절한 의뢰 시기에 관한 가이드라인'이 필요할 것으로 사료된다.

신경 손상 환자에 대한 저자의 경험에 의하면, 신경 손상을 일으킨 외과적 원인, 외과적 손상의 침습 정도, 손상 직후 나타나는 신경 손상의 양상 및 손상 초기 코티코스테로이드에 대한 반응,

'369 회복 패턴' 등을 고려하여 의뢰 시기를 결정하는 것이 좀 더 현실적인 방법이라 생각된다.

이뿐만 아니라 신경 손상을 야기한 시술의 종류도 중요한 고려사항이 될 수 있다.

임플란트 식립과 관련된 하치조신경의 의원성 신경 손상의 경우 이러한 손상은 다른 외과적 원인에 의해 발생한 신경 손상보다 영구 손상이 발생할 확률이 높지만, 신경의 완전 절단과 같은 큰 손상에도 신경 변위가 적어 외과적 치료 방법에 대한 예후가 다른 원인의 신경 손상에 비해 좋은 점 등을 고려한다.

하악 제3대구치 발치와 관련된 의원성 신경 손상의 경우 신경 손상의 발생을 일으키는 위험인자 분석을 통하여 고위험군은 임플란트 식립과 관련된 의원성 신경 손상과 같이 영구 손상률이 높은 손상으로 간주하는 것이 좋다.

마지막으로, 하악 전달마취와 관련된 의원성 신경 손상의 경우 영구 손상 발생률은 매우 적은 편이므로 가능한 한 충분한 경과 관찰을 통하여 증상의 변화를 평가한 후 의뢰하는 것이 좋을 것 같다.

위에서 언급한 여러 가지 사항을 고려하면 아래와 같다(표 19).

표 19. 신경 손상 발생 시 의뢰 여부 결정

의뢰 시기	적응증
손상 직후 즉시 의뢰	• 임플란트 식립과 관련하여 방사선상으로 하악관을 완전히 침범한 경우 • 환자의 연령이 45세 이상이며, 임플란트 식립 과정에서 하악관 상연 이상을 침범하였거나, 하악 제3대구치 발치와 관련하여 신경 손상 발생 고위험군으로 판단된 경우
3개월 이내	• 환자의 연령이 45세 이하이며, 임플란트 식립 과정에서 하악관 상연 이상을 침범하였거나, 하악 제3대구치 발치와 관련하여 신경 손상 발생 고위험군으로 판단된 경우 • 임플란트 식립 과정에서 방사선상 하악관의 침범이 관찰되지 않거나, 하악 제3대구치 발치와 관련하여 신경 손상 발생 저위험군으로 판단된 경우 • 발생 원인과 상관없이 손상 직후 적절한 코티코스테로이드의 사용에도 증상의 일부 개선마저 보이지 않는 심한 음성 증상(저감각)이 지속되는 경우 • 손상 이후 적절한 약물 투여로 증상의 개선이 관찰되나, 환자의 전신적 건강으로 인해 약물의 적정 용량을 유지할 수 없는 주관적 불편감이 매우 큰 양성 증상 또는 통증이 발생한 경우
9개월 이내	• 하악 전달마취와 관련된 신경 손상 • 손상 직후 사용된 코티코스테로이드에 의해 증상의 일부 개선이 관찰되는 경우 • 손상 이후 적절한 약물 투여 등을 통하여 큰 불편감 없이 환자의 증상이 잘 유지되는 경우 • 손상 이후 별 다른 치료 없이도 시간 경과에 따라 완전한 회복이 아니더라도 증상의 개선의 점진적인 개선이 이루어지는 경우 • 손상 이후 시간 경과에 따라 증상의 개선은 보이지 않지만 환자가 나름 큰 불편감을 느끼지 않는 정도의 신경 손상인 경우

참고문헌

1. Appenzeller O, Dhital KK et al. Brain Res 1984;304:383-386.
2. Asbury AK, Fields HL Neurology 1984;34:1587-1590.
3. Bataineh AB. J Oral Maxillofac Surg 2001;9(9):1012-7.
4. Behnia H, Kheradvar A et al. J Oral Maxillofac Surg 2000;58:649-651.
5. Benninger B, Kloenne J et al. Br J Oral Maxillofac Surg 2013;51:541-544.
6. Bove GM, Light LR Somatosens Mot Res 1995;12:49-57.
7. Burstein J, Mastin C et al. J Oral Implantol 2008;34(1);34-8.
8. Carter RB, Keen EN. J Anat 1971;Apr;108(Pt 3):433-40.
9. Chabas et al. J Neurotrauma. 2008 Oct;25(10):1247-56. doi: 10.1089/neu.2008.0593.
10. Chabas et al. PLoS One. 2013 May 31;8(5):e65034. doi: 10.1371/journal.pone.0065034. Print 2013.
11. Cheung LK, Leung YY et al. Int J Oral Maxillofac Surg 2010;39:320-326.
12. De Groot LJ, Chrousos G, Dungan K, et al., editors. Endotext [Internet]. South Dartmouth(MA): MDText.com, Inc.; 2000.
13. Dhital KK Appenzeller O Nonadrenergic innervation of blood vessels, vol.Ⅱ. CRC
14. Donoff RB. J Oral Maxillofac Surg 53:1327-1329, 1995.
15. Essick GK Oral Maxillofac Surg Clin North Am 1992;4:503-526.
16. Gaffen AS, Hass DA. J Can Dent Assoc 2009;75(8):579.
17. Gelberman RH, Hergenroeder PT J Bone Joint Surg 1981;63A:380-383.
18. Graffen AS, Haas DA et al. J Can Dent Assoc 2009;75(8):579.
19. Hanihara T, Ishida H et al. J Anat 2001;199:273-87.
20. Harn DA, Durham TM J Am Dent Assoc 1990;121:519-523.
21. Hass DA, Lennon D. J Can Dent Assoc 1995;61:319-30.
22. Heller AA, Shankland WE 2nd. J Oral Implantol 2001;127(3):127-33.
23. Heraud J. Orofino J. et al. Int J Oral Maxillofac Implants 1996 Nov-Dec;11(6):800-5.
24. Hillerup S, Jensen R Int J Oral Maxillofac Surg 2006;35:437-443.
25. Hillerup S. Bakke M. et al. Int Anesth Res Soc 2011;112(6):1330-8.
26. Howe GL, Poyton HG. Br Dent J 1960;109:353-363.
27. Jane C. Ballantyne et al. Pain vol. 18 issue 9 2010 nov.
28. Jerjes W, Upile T et al. Oral Surg Oral Med Oral Pthol Oral Radiol Endod 2010;109(3):335-345
29. Kalichman MW, Calcutt NA Anesthesiology 1992;77:941-947.
30. Kalichman MW, Moorehouse DF J Neurolpathol Exp Neurol 1993;52:234.
31. Khullar SM, et al. Oral Maxillofac Surg. 1996; 54(1):2-7; discussion 7-8.
32. Kim ST, Hu KS et al. J Cranio Surg 2009:20(3):936-939.
33. Kiser JA, Paulin M et al. Clin Anat 2004;17:107-111.
34. Kisselbach JE, Chamberlain Jk. J Oral Maxillofac Surg 1984;42:565-567.
35. Kitagawa N, Oda M. et al. Anesthesioloy 2004;100(4):962-7.
36. Kiyak H, Beach B et al. Int J Oral Maxillofac implants 1990;5:272-81.
37. LaBlanc J Oral Maxillofac Surg Clin North Am 1992;4:285-95.
38. Legarth J. Tandlaegebladet 2005;109:10.
39. Leung YY, Fung PP, Cheung LK J Oral Maxillofac Surg 2012;70(4):768-78.
40. Levitt DS. Implant Dent 2003;12(3):202-5.
41. Libersa P, Savignat M et al. J Oral Maxillofac Surg 2007;65(8):1486-9.
42. Malamed SE 'Handbook of local anesthesia' Mosby, St. louis, 1980.
43. Meyer et al. Atlas Oral Maxillofacial Surg Clin N Am 19: 63-78, 2011.
44. Meyer RA. Oral Maxillofac Surg Clin North Am 4:405, 1992.
45. Miller PA, Hass DA. J Dent Res 2000;79:627.
46. Miloro M, Halkias LE et al. J Oral Maxillofac Surg 1997;55:134-137.

47. Miloro M. et al. Oral Surg Oral Med Oral Pathol Oral Radiol Endod. 2000; 89(1): 12-8.
48. Misch et al. Implant Dentistry 2010; vol 19(5):378-385.
49. Moris CD, Rasmussen J et al. J Oral Maxillofac Surg 2010;68:2833-2836.
50. Myers RR, Heckman HM Anesthesiology 1989;71:757-762.
51. N. Attal et al. European Journal of Neurology 2010, 17: 1113-1123.
52. Naitoh M, Hiraiwa Y et al. Oral Surg Oral Med Oral Pathol Oral Radiol Endod 2009;107:289-294.
53. Nickel AA Jr., Anesth Prog 1990;Jan-Feb;37(1):42-5.
54. Oliver E. Br Dent J. 1928;49:356-358.
55. Ozen T. et al. Head&Face Medicine. 2006;2: 3.
56. PA Moore, Daniel A Haas Dent Clin N Am 54 2010 715-730.
57. Peker I, Alkurt MT et al. Int J Oral Maxillofac Implants 2008;23:463-470.
58. Pichler JW, Beirne OR et al. Oral Surg Oral Med Oral Pathol Oral Radiol Endod 2001;91:395-401.
59. Pogrel MA J Oral Maxillofac Surg 1995;53:1181.
60. Pogrel MA, Kaban LB J Calif Dent Assoc 1993;Jan:21(1):50-4
61. Pogrel MA, Lee JS et al. J Oral Maxillofac Surg 2004;62:1447-1452.
62. Pogrel MA, Schmidt BL et al. J Am Dent Assoc 2003;Feb 134(2):195-9.
63. Pogrel MA, Thamby S J Am Dent Assoc 2000 Jul;131(7):901-7.
64. Pogrel MA. J Calif Dent Assoc 2007;35(4):271-3.
65. Polland KE, Murano S et al. Clin Anat 2001 Nov; 14(6):445-52.
66. Powell HC, Meyers RR Lab Invest 1986;55:91-100.
67. Press, Boca Ranton, FL, 1988.
68. Quera-Godoy et al. J Oral Maxillofac Surg 64:402-407, 2006.
69. Queral-Godoy E, Figueiredo R, et al. J Oral Maxillofac Surg 2006;64(3):402-7.
70. R. Benoliel, Y. Sharav 'Orofacial Pain and Headache' Mosby Elsvier 2008.
71. Renton T, Hankins M et al. Br J Oral Maxillofac Surg 2005;43:7-12.
72. Robinson et al. J Oral Maxillofac Surg 42:285-92, 2004.
73. Robinson PP, Smith KG Br J Dent 1996;180:456-61.
74. Rood JP, Nooraldeen S. Br J Oral Maxillofac Surg 1990;28:20-25.
75. Rooyen M S Afr Anesthesiol Analg 2010;16(1):83-88.
76. Schwartz MS, Rothman SL et al. Int J Oral Maxillofac Implats 1987;2:137-141.
77. Selvi F, Dodson TB et al. Br J Oral Maxillofac Surg 2013;51:868-873
78. Seward GR. Br Dent J 1963;115:45.
79. Stacy GC, Hajjar G et al. Oral Surg Oral Med Oral Pathol 1994 Jun;77(6):585-8.
80. Summers L. Aust Dent J 1975;368:20.
81. Sunderland S 'Nerve injuries and their repair' Edinburgh, 1991.
82. T. Renton, Z. Yilmaz Int J Oral Maxillofac Surg 2012;41:629-637.
83. Tolstunov L. J Oral Maxillofac Surg 2014; 1644-1646.
84. Triano JJ, Luttges MW Spine 1982;7:129-136.
85. Valmaseda-Castellon E, Berni-Aytes L et al. Oral Surg Oral Med Oral Pathol Oral Radiol Endod 2000;90:567-73.
86. Wadu SG, Penhall B et al. Clin Anat 1997;10(2):82-7.
87. Walter H Br Dent J 1995;178:140-4.
88. Weisl H, Osbourne GV J Bone Joint Surg 1964;46B:297-306.
89. Worthington P Int J Oral Maxillofac Implants 2004;19:731-734.
90. Zoud K, Doran GA et al. Surg Radiol Anat 1993;15:175-19.
91. Zuniga JR et al. J Oral Maxillofac Surg 1998;56:2-8.
92. Zuniga JR Int J Oral Maxillofac Surg 2007;36:922-927.
93. Zuniga JR, Essick GK. Oral Maxillofac Surg Clin North Am 1992;4:353-367.

찾아보기

[저자약력]

부산대학교 치과대학 졸업
부산대학교 치과병원 구강내과 인턴 및 레지던트 수료
부산대학교 치과대학원 석사 및 박사 수료
부산대학교 치과전문대학원 외래교수(정교수 대우)
대한안면통증구강내과학회 정회원
대한안면통증구강내과학회 인정의
대한안면통증구강내과학회 평이사
아시아두개하악장애학회 정회원
대한측두하악장애학회 정회원
대한측두하악장애학회 학술이사
대한두통학회 정회원
(가칭) 대한턱관절진단초음파연구회 총무이사

▸ **저서**
"치과개원의를 위한 약 처방 이야기"

▸ **기타**
부치신문, 덴탈아리랑, 치과의사신문 임상칼럼 연재

치과 개원의를 위한

의원성 신경손상

발행일 2017년 11월 7일
저 자 조 상 훈
발행인 최 용 원
편 집 장 순 임
표 지 장 순 임
발행처 **대한나래출판사**
등 록 제2012-000051호(1994.6.10)

주 소 서울특별시 성동구 성수2로 147 (성수동2가 289-319번지)
아이에스비즈타워 903호
전 화 (02) 922-7080
팩 스 (02) 922-0841
이메일 nrpub@naver.com

ISBN 978-89-5741-547-4 **정가 40,000원**